Dʳ **L. BEAUMONT**

DE LA FACULTÉ DE PARIS

DES

POLYPES MUQUEUX

DU NEZ

ÉTIOLOGIE — TRAITEMENT

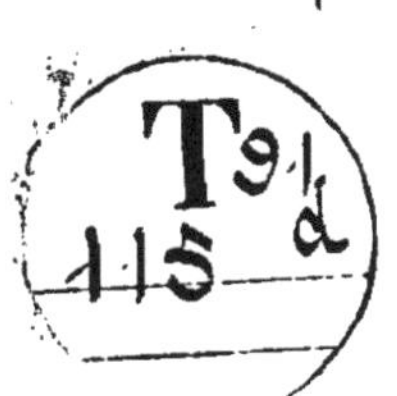

PARIS

H. JOUVE, Éditeur

15, RUE RACINE

1895

Dr L. BEAUMONT
DE LA FACULTÉ DE PARIS

DES

POLYPES MUQUEUX

DU NEZ

ETIOLOGIE — TRAITEMENT

PARIS
H. JOUVE, Editeur
15, RUE RACINE
1895

A LA MÉMOIRE VÉNÉRÉE DE MA MÈRE

A MON PÈRE

ET A MA TANTE

Hommage de reconnaissance et de respectueuse affection.

A MES PARENTS

A MES AMIS

A MES MAITRES

A MON PRÉSIDENT DE THÈSE

MONSIEUR LE PROFESSEUR LEDENTU

Professeur de clinique à l'hôpital Necker
Membre de l'Académie de médecine
Chevalier de la Légion d'honneur

DES

POLYPES MUQUEUX DU NEZ

ÉTIOLOGIE — TRAITEMENT

INTRODUCTION

Il suffit de s'occuper pendant quelques temps des maladies du nez pour se convaincre de l'extrême fréquence des polypes muqueux. C'est une affection très commune que déjà les auteurs les plus anciens ont étudiée et décrite, et aujourd'hui, dans nos traités classiques, un long chapitre lui est consacré.

Si donc nous l'avons choisie pour en faire le sujet de notre thèse, ce n'est pas avec l'intention de traiter la question tout au long; ainsi nous ne nous occuperons pas, ou du moins ce ne sera que d'une façon tout à fait incidente, de l'anatomie pathologique, des symptômes et du diagnostic de ces tumeurs; ces divers chapitres sont, en effet, bien décrits dans tous les traités et nous n'avons rien à y ajouter.

Il n'en est pas de même de l'étiologie, du traitement et du pronostic, points qui sont encore très obscurs. Au point de vue de l'étiologie, nous étudierons les rapports qui peuvent exister entre ces néoplasmes et les lésions du voisinage; nous verrons ensuite la manière dont ils se reproduisent, et, de ces diverses considérations, nous tirerons une conclusion pratique : Les polypes du nez sont le résultat d'une lésion antérieure; leur guérison radicale dépendra de la disparition de la cause qui les a fait naître.

Il est bien entendu qu'il ne s'agit que des polypes muqueux et que, dans notre travail, nous laissons de côté toutes les tumeurs de diverses natures qui prennent naissance dans les fosses nasales.

Ces idées que nous exposons ne nous sont pas personnelles : elles sont le reflet de l'enseignement de nos maîtres, les Dr Lubet-Barbon et Alfred Martin ; c'est à eux que nous devons l'idée première et les principaux matériaux de notre travail ; nous sommes heureux de pouvoir leur exprimer toute notre reconnaissance, autant pour la bienveillante affection qu'ils nous ont toujours témoignée pendant notre séjour à Paris, que pour les savantes leçons que nous avons recueillies auprès d'eux.

Arrivé à la fin de nos études médicales, nous adressons nos remerciements bien sincères à tous nos maîtres dans les hôpitaux, et en particulier à M. le professeur Piéchaud, de la Faculté de Bordeaux, qui fut notre premier maître, et qui sut nous faire aimer la médecine et les malades, à MM. Picot et Lannelongue, de Bordeaux, à MM. Lancereaux, Reclus, Tarnier et Maygrier, de Paris.

Que M. le Dr Despagnet, dont nous avons suivi quelque temps les brillantes leçons, reçoive ici l'hommage de notre vive reconnaissance pour l'accueil bienveillant qu'il nous a fait et les marques de sympathie qu'il nous a données.

Nous remercions également notre ami, le Dr Sarremone, pour l'obligeance avec laquelle il nous a communiqué ses observations ; ses conseils nous ont été très précieux pour notre thèse.

Que M. le professeur Le Dentu veuille bien accepter l'hommage de notre profonde gratitude pour le grand honneur qu'il nous fait en acceptant la présidence de notre thèse.

PATHOGÉNIE ET ÉTIOLOGIE

Les polypes muqueux qui se développent dans les fosses nasales sont de petites tumeurs molles, blanc bleuâtre, à aspect gélatineux, translucide, extrêmement variables comme forme, comme volume et comme nombre. Leur surface est d'ordinaire tout-à-fait unie, parfois légèrement plissée; c'est déjà là un caractère qui les distingue des néoplasmes qui ont le même siége.

Leur forme extérieure dépend en général, lorsqu'ils sont d'une grosseur moyenne, de l'espace où ils se sont développés; nous citerons une observation d'un polype qui, développé primitivement dans le naso-pharynx, avait envoyé des digitations dans les cavités nasales. Lorsqu'ils sont petits, ils ont d'ordinaire une forme arrondie; plus tard, en s'accroissant, ils prennent une forme allongée, en poire ou aplatie. Le plus souvent, ils s'isolent nettement de la muqueuse, et, même lorsqu'ils s'insèrent sur une assez large surface, leur circonférence est toujours moindre au niveau de leur base que dans les autres points de la périphérie.

La grosseur des polypes varie du volume d'une groseille à celui d'un gland, pouvant atteindre parfois un volume plus considérable. Ces tumeurs finissent par abolir l'odorat; quand elles sont situées dans les méats, il faut, pour arriver à ce résultat, qu'elles aient un gros volume; cependant on constate quelquefois la perte rapide de l'odorat et à l'examen on voit des polypes tout petits. M. Lubet-Barbon leur accorde alors une gravité exceptionnelle parce que, dans ce cas, ils sont situés dans la fente olfactive et liés à une lésion de l'ethmoïde.

Le nombre des polypes est extrêmement variable; rarement on rencontre des polypes uniques.

Ils sont très hygométriques; leur consistance est pulpeuse et élastique, parfois gélatineuse; ils tremblottent comme de la gelée au moindre attouchement et se laissent écraser avec une grande facilité, en donnant issue à un suc qui présente l'aspect d'une solution de gomme plus ou moins concentrée. Cet aspect gélatineux est la caractéristique du polype muqueux; cependant on le retrouve dans certains cas de polypes fibreux naso-pharyngiens et, sans un examen attentif, on ferait une erreur grossière de diagnostic. En effet, les parties du polype fibreux naso-pharyngien qui se développent dans le nez ont l'aspect de petites tumeurs blanchâtres, tremblottantes, qui rappelle celui du polype muqueux. M. Lubet-Barbon a eu l'obligeance de nous communiquer, à ce sujet, une observation très intéressante :

Observation I

B.... Julien, âgé de 15 ans, se plaint de mal respirer par le nez depuis deux mois; il mouche mal par la narine gauche et il a de la surdité du côté gauche.

Examen. — Bouche ouverte, dents mal placées, voûte en ogive, grosses amygdales; aspect adénoïdien.

Oreilles : Catarrhe tubaire du côté gauche.

Nez : Tumeur en forme de frange, aplatie transversalement entre le cornet moyen et la cloison; dans le méat inférieur, petite tumeur blanchâtre, ressemblant absolument à des polypes muqueux du nez.

Rhinoscopie postérieure : Tumeur marronnée, occupant le siège des végétations, mais semblant plus volumineuse du côté gauche. C'était un polype fibreux naso-pharyngien qui fut opéré plus tard par M. Terrier.

Cette observation nous montre l'importance de l'examen rhinoscopique postérieur chez les enfants. Ici, en effet, un examen incomplet aurait pu faire penser, soit à des végétations adénoïdes, soit à des polypes muqueux du nez.

Nous pourrions citer une erreur de diagnostic de ce genre; chez un enfant présentant l'aspect adénoïdien, un polype choanal (1) fut pris pour des végétations adénoïdes. La tumeur fut enlevée avec le couteau de Gottstein, opération qui, d'ailleurs, réussit très bien.

Les variétés de consistance tiennent à la manière dont sont groupés les éléments anatomiques qui constituent la tumeur. Les polypes muqueux sont le type des tumeurs myxomateuses. Ils sont constitués par un tissu auquel Virchow a donné le nom de tissu muqueux. Le tissu muqueux présente la plus grande analogie avec le tissu

1. Choanes : cadre osseux qui forme les orifices postérieurs des fosses nasales (de Χοάνη, entonnoir).

embryonnaire du cordon ombilical. Ce sont des fibrilles très minces avec quelques rares vaisseaux et des cellules plates, ramifiées, contenant de gros noyaux. Entre les mailles de ce tissu fibrillaire, se place un mucus hyalin, transparent, gélatiniforme. La consistance plus ou moins considérable du polype muqueux est en rapport avec l'abondance plus ou moins grande du tissu conjonctif.

Quelquefois les myxomes contiennent des tubes glandulaires hypertrophiés ; mais ce fait est trop exceptionnel pour autoriser à penser que les polypes muqueux aient un point de départ glandulaire.

Quelquefois aussi, ils contiennent à leur intérieur des espèces de petits kystes ; mais ce ne sont que des cavités accidentelles, car on n'a jamais pu trouver de cavité kystique proprement dite. Dans ce cas, lorsqu'on cherche à les enlever, on voit fréquemment les parois se déchirer, un liquide assez abondant s'écouler, ce qui facilite l'opération.

Observation II (Dr Lubet-Barbon)

« Mme J..., 35 ans, se plaint d'impossibilité de se moucher, et d'écoulement de pus par le nez. L'examen rhinoscopique permet de constater un catarrhe nasal intense et l'existence d'un polype d'assez gros volume, développé dans les choanes. Le serre-nœud est introduit par le nez ; la tumeur est saisie dans l'anse et serrée ; subitement la malade se met à tousser et crache une quantité de liquide gélatineux, filant, qui aurait rempli un verre à liqueur : les parois du kyste avaient été déchirées par l'anse et, après la disparition du liquide qu'elles contenaient, elles s'éta-

laient dans les fosses nasales comme une loque qu'il fut facile
d'enlever par le nez. »

Les polypes ont une enveloppe épithéliale complète,
formée d'un réseau de cellules cylindriques à cils vibra-
tils; cette enveloppe se continue avec celle de la muqueuse
pituitaire. Ils sont très peu vasculaires et ne contiennent
pas de nerfs, d'où il résulte qu'ils ne produisent pas d'hémorrhagies graves et sont peu douloureux. Par contre,
les pédicules ont des vaisseaux ; il s'ensuit que l'hémorrhagie n'aura pas lieu si on sectionne la tumeur, mais
sera à craindre lorsqu'on l'arrachera.

En examinant le pédicule, on constate d'une façon
évidente que ces tumeurs proviennent du tissu cellulaire
de la muqueuse.

Lés polypes muqueux des fosses nasales sont extrêmement communs; on les rencontre, d'après Zuckerkandl,
une fois sur huit ou neuf autopsiés; cette proportion est
sans doute exagérée. C'est de 20 à 30 ans que l'on rencontre le plus grand nombre de cas; au-dessous de seize
ans, ils sont rares mais pas aussi rares cependant que
l'indiquent certains auteurs. Hopman (1885) en publie 32
cas; Mackenzie, 9 cas; Moure, 8 cas, et Schœfer, publiant
une statistique de 972 cas qu'il a opérés, rapporte que 99
ont été enlevés chez des enfants de un à seize ans.
M. Lubet-Barbon en a observé plusieurs cas.

Tantôt les polypes muqueux se développent dans les
deux fosses nasales; tantôt on ne les observe que d'un
seul côté. Le D' Lubet-Barbon nous a fait souvent insister
sur cette distinction. Quand les polypes siègent des deux

côtés, ils sont en général symptomatiques d'une lésion de l'ethmoïde et des cellules ethmoïdales ; ils se manifestent par de petites tumeurs situées dans la fente olfactive, ils entraînent rapidement la perte de l'olfaction et leur gravité provient de la propagation possible d'une inflammation à travers la lame criblée de l'ethmoïde jusqu'aux méninges :

Observation III (Dr Lubet-Barbon).

« H..., 30 ans, est un homme robuste, très bien constitué. Il a perdu le goût et l'odorat depuis dix mois, à la suite d'un rhume de cerveau. Il a des éternuments fréquents suivis de mouchage de pus. Diagnostic : polypes muqueux des deux fosses nasales, situés dans la fente olfactive. Il est opéré ; retour de l'odorat, et le malade repart pour la campagne ; un an après, mort en deux jours, « d'un transport au cerveau ».

Quand, au contraire, les polypes ne se rencontrent que dans une seule narine, ils sont plutôt symptomatiques d'une lésion du sinus maxillaire. Le pronostic de ces derniers est bien moins grave à cause des rapports de la lésion osseuse ; les rapports anatomiques expliquent suffisamment la différence de pronostic qui doit exister entre une sinusite maxillaire et une sinusite ethmoïdale.

— Une question qui offre un intérêt particulier et qui n'est pas sans importance pour le traitement et la pathogénie, est celle du siège préféré de ces néoplasmes. A peu d'exceptions près, c'est dans la portion supérieure des fosses nasales que s'insèrent les polypes muqueux. La très grande majorité tire son origine de la

paroi externe des fosses nasales, et, pour préciser davantage, de cette partie du méat moyen que limite en dedans
le cornet moyen. Ils s'insèrent aussi, soit en avant de
l'extrémité antérieure, soit, quoique plus rarement, en
arrière de l'extrémité postérieure du cornet moyen. Lorsqu'ils viennent de la partie antérieure, ils tendent à se
faire jour vers l'orifice antérieur de la cavité correspon-
dante, mais le siège des polypes dans la partie postérieure du méat moyen n'est pas rare, et dans ce cas on
éprouve des difficultés opératoires. Très souvent donc, le
cornet moyen, s'enroulant sur lui-même, nous cache leur
point d'implantation.

L'insertion sur la face convexe du cornet inférieur est
très rare, et nous ne connaissons pas de cas d'insertion
sur le plancher des fosses nasales.

Enfin, nous avons pu recueillir un certain nombre d'observations de polypes muqueux prenant leur point d'implantation sur la cloison. Luc en rapporte deux cas;
Zuckerkandl, trois; Moldenhauer, un; le Dr Chiari, de
Vienne, en a opéré un cas et il en trouve cinq dans la
science; les Drs Lubet-Barbon et Martin ont opéré chacun un polype de la cloison.

Une statistique de Zuckerkandl nous permet de résumer la question. Cet auteur a publié en 1882 le relevé de
trente-neuf autopsies; après avoir enlevé graduellement
les différentes parties osseuses qui empêchaient de voir
l'origine profonde des polypes, il a pu déterminer l'insertion exacte de quarante-cinq de ces tumeurs; en réalité,
leur nombre était plus considérable, car plusieurs fois,
après avoir déterminé un point d'insertion, il déclare que

plusieurs polypes s'y inséraient : Dans quatorze cas, ils
étaient insérés sur le hiatus semi-lunaire; trois fois sur
les bords du hiatus et de l'infundibulum ; deux étaient
complétement enfermés dans l'infundibulum ; il en a
rencontré un venant du sinus frontal, un du sinus sphénoïdal, un autre du sinus ethmoïdal, deux de l'antre ; dix
venaient du méat moyen, trois du méat supérieur, quatre
du cornet moyen et un du cornet supérieur; trois fois,
les excroissances polypoïdes naissaient de la cloison.

Nous attachons à cette statistique une très grande
importance, car elle nous servira à éclaircir l'étiologie encore obscure des polypes. On a admis, en
effet, comme cause de production de ces tumeurs, le froid,
le rhume de cerveau, une inflammation catarrhale chronique. Cette manière de voir soulève de grandes objec-
tions et nous ne l'admettons pas : « Et d'abord, c'est
dans les régions où il est le plus rare de rencontrer un
gonflement catarrhal notable de la muqueuse qu'on voit
les polypes se développer de préférence. Si l'opinion
admise jusqu'ici était exacte, il serait étonnant que le
cornet inférieur, sur lequel les signes du catarrhe sont
généralement de beaucoup les plus accusés, fût tout justement épargné par les polypes. Il est vrai que généralement on trouve, en même temps que les polypes, un
état catarrhal de la muqueuse nasale ; mais cet état
catarrhal doit être regardé comme une conséquence de l'irritation continuelle que provoque le
néoplasme, plutôt que comme la cause qui l'a produit.
Du reste, on rencontre des polypes sans état catarrhal marqué de la muqueuse. De plus, comment expli-

quer alors l'extrême rareté des polypes muqueux des fosses nasales chez les enfants avant l'époque de la puberté, quand tout justement les affections catarrhales du nez se rencontrent chez eux avec une si prodigieuse fréquence? » (1).

Le froid, le rhume de cerveau, ne sont pas la cause de la production des polypes; ceux-ci, au contraire, développés les premiers, irritent constamment la muqueuse et provoquent le coryza qui, pour le malade, peut être le premier symptôme sensible de la maladie.

Pour nous, la cause qui favorise la naissance des polypes muqueux est une irritation d'ordre mécanique dont nous allons rechercher l'origine.

C'est ici que la statistique de Zuckerkandl va nous être d'un grand secours. En nous donnant le point d'insertion exact des polypes muqueux, elle nous montre que la majorité tire son origine de la paroi externe des fosses nasales, surtout du méat moyen; et, en particulier, le hiatus semi-lunaire et l'infundibulum sont leur siége de prédilection; elle nous montre également des polypes venant des sinus frontal, ethmoïdal et sphénoïdal, c'est-à-dire que la presque totalité des polypes a pour point de départ les orifices qui font communiquer les sinus avec les fosses nasales.

Or, toutes les fois que nous avons observé des polypes muqueux, nous avons soigneusement interrogé les malades et bien souvent nous avons constaté des douleurs frontales, irradiant le long de l'arcade orbitaire supérieure ; en même temps, le malade mouchait énormément ;

1. Moldenhauer. *Traité des maladies des fosses nasales.*

c'étaient d'abord des mucosités jaunâtres, épaisses, sans odeur, qui devenaient bien vite purulentes et fétides ; les douleurs atteignaient à ce moment leur paroxysme, en même temps que l'écoulement du pus qui se faisait nuit et jour.

Plus tard, à ces douleurs venaient s'ajouter une gêne respiratoire, l'obstruction d'une ou des narines, la perte du goût et de l'odorat, et le malade venait consulter. A l'examen, on reconnaissait des masses polypeuses baignant dans du pus et lorsqu'on enlevait une de ces tumeurs, on voyait aussitôt s'écouler un flot de pus le long des parois, comme si l'on enlevait l'obstacle qui s'opposait à sa sortie hors du sinus. Il existait donc dans ces cas un empyème des sinus, le plus souvent des sinus frontaux ou ethmoïdaux. L'éclairage a souvent permis de faire le diagnostic de sinusite ; dans un cas, le diagnostic fut confirmé par la ponction :

Observation IV (Dr Lubet-Barbon).

« M. D..., 50 ans, se plaint d'obstruction des fosses nasales et de mauvaise odeur dans le nez ; il ne mouche jamais de pus, mais en crache quelquefois. L'éclairage et la ponction font diagnostiquer une sinusite du sinus frontal. L'examen du nez permet de constater un petit polype rond qui bouche complètement l'entrée du méat. Cette disposition explique pourquoi le malade ne mouchait pas du pus ; celui-ci, en effet, arrêté par la tumeur qui bouchait le méat, ne pouvait pas tomber dans le nez ; alors il suivait la gouttière du méat et de là tombait dans le pharynx, d'où il était rejeté par les crachats. »

Quelquefois cependant, l'éclairage donnait un résul
tat négatif, et on ne voyait pas la tache noire qui indique
la présence du liquide dans le sinus ; il n'en existait pas
moins tous les signes d'une sinusite, mais c'était une
inflammation légère qui n'était pas allée jusqu'à la suppuration.

Enfin, dans certains cas, le malade se plaignait seulement de gêne respiratoire, de sensation d'un corps
étranger dans les fosses nasales et n'accusait ni douleurs
frontales, ni exagération des sécrétions. Le nez était propre ; les polypes étaient blancs, nacrés. Dans ce cas,
après ablation de la tumeur, nous avons souvent constaté,
à l'aide dustylet, l'existence d'une surface osseuse dénudée,
cariée, qui sans doute était le point de départ de l'affection polypeuse. Un pansement antiseptique amène la
guérison de la lésion osseuse et les polypes ne reparaissent
plus. Cependant, lorsque l'os malade est l'ethmoïde ou le
frontal, le voisinage des méninges donne aux polypes une
gravité exceptionnelle et la mort peut être la conséquence de leur ablation :

Observation V (M. Lennox-Browne. — Compte-rendu de la
Société britannique de laryngologie et rhinologie, 1893).
Résumée.

Cas de suppuration du sinus frontal avec polypes du nez. Autopsie.

Mme X..., blanchisseuse, 63 ans, entre à l'hôpital le 27 mars
1892. Il y a 5 ou 6 ans, elle a eu « une enflure, juste au-dessus du
nez, entre les yeux », qui disparut à la suite d'un écoulement.
Le même fait se reproduit tous les 6 mois à peu près jusqu'en
octobre 1891, où la tumeur creva juste au-dessus de la paroi

interne et supérieure de l'orbite gauche. Auparavant la malade avait eu de fortes. douleurs dans la région frontale avec œdème considérable des paupières. L'écoulement ne s'arrêtant pas, elle entre à l'hôpital.

Etat présent. — Santé générale faible, anémie, dépression psychique. Narines obstruées du côté gauche par des croûtes, du côté droit par des masses polypeuses. Au-dessus de la commissure interne gauche de la paupière, petit trou d'où sort du pus fétide et à travers lequel la sonde pénètre à un pouce dans la direction médiane et postérieure et donne la sensation d'un os atteint de nécrose.

Trépanation du sinus le 25 mars. On le trouve rempli de pus. Destruction très étendue. Drainage et fermeture de la plaie. Coma et mort après 48 heures.

Autopsie. — Pus. entre la dure-mère et l'os frontal. La dure-mère est largement séparée de la surface de l'os. Congestion de la pie-mère. Le sinus frontal gauche est très agrandi et contient du pus et des détritus. La lame criblée de l'ethmoïde est nécrosée et ramollie. Pas de communication entre les sinus frontaux et les fosses nasales. Polypes multiples. Les cornets supérieur et moyen étaient couverts d'un tissu de granulation fétide. »

Nous voyons donc ici, réunis chez le même malade, des polypes doubles avec nécrose et ramollissement de la lame criblée de l'ethmoïde et sinusite frontale.

Bayer a soutenu qu'il y avait une relation de cause à effet entre les polypes et les lésions osseuses ou des sinus; d'après lui, tantôt les polypes occasionnent l'empyème du sinus, tantôt c'est ce dernier qui amène la production de polypes muqueux.

Ainsi exprimée, cette opinion prête à la critique. Nous croyons avoir expliqué, en effet, que les polypes étaien

souvent symptomatiques d'une inflammation des sinus.
Mais il peut arriver aussi que le polype, bouchant l'orifice
d'un sinus malade, empêche le pus de s'écouler librement,
le refoule derrière lui, et ainsi le pus peut pénétrer dans
un sinus intact jusque-là; nous savons, d'autre part, qu'il
ne se trouve jamais de pus dans le nez en dehors de
sinusite ou d'une lésion osseuse : il faut donc qu'une de
ces lésions existe au préalable pour que le polype obtura-
teur amène l'empyème dans un sinus normal jusque-là.
C'est donc indirectement que les polypes peuvent être
cause de sinusite; en thèse générale, au contraire, nous
admettons qu'ils ne sont que l'effet.

L'inflammation est toujours la cause de la production
de ces tumeurs qui poussent en grand nombre, comme des
bourgeons charnus, autour du point malade. Si, en effet, au
début de l'affection, on soulevait, avec un stylet, le cornet
moyen, on verrait dans le méat une multitude de granulations, de polypes minuscules; ils s'abritent derrière ce
cornet qui les cache, si bien que, souvent, il est utile de
couper la tête du cornet pour s'ouvrir une large voie et
pouvoir tout détruire. Plus tard, l'une de ces végétations
se développe; son volume empêche les autres de s'accroî-
tre, mais enlevez-la et les petits se développeront à leur
tour : En 1845, dans une clinique à la Pitié, Lisfranc
s'exprimait ainsi :

« N'en serait-il pas des polypes des fosses nasales
comme des arbres d'une forêt? Enlevez les grands arbres;
les petits, sous l'influence des sucs nourriciers du sol et
du soleil dont ils étaient privés jusqu'ici, prennent un
rapide accroissement. C'est de cette manière que se pro-

duit peut-être, dans la plupart des cas, à mon avis, la réapparition des polypes des fosses nasales. »

Il est impossible de mieux faire comprendre que par cette comparaison de Lisfranc la manière dont se reproduisent ces néoplasmes.

Les polypes, en effet, ne récidivent pas, si on donne à ce mot le même sens que dans les cas de tumeur maligne, et toutes les fois que nous l'emploierons, récidive voudra dire, pour nous, repullulation. Jamais un polype muqueux, même incomplètement enlevé, ne repousse ; le pédicule, laissé adhérent, ne se reproduit pas ; au contraire, il flétrit, s'atrophie et finit par être spontanément éliminé. Et d'ailleurs, peut-on admettre que d'un pédicule uniquement formé de vaisseaux et de tissu conjonctif, va renaître un polype muqueux de structure normale avec des culs-de-sac glandulaires dilatés ?

De nombreuses observations nous permettent d'affirmer que c'est dans une lésion des os ou de la muqueuse que l'on doit rechercher l'origine des polypes.

Cependant, il existe des polypes, dont nous ne pouvons pas expliquer l'étiologie ; probablement, ils ont alors une origine glandulaire. Nous voulons parler des polypes de la cloison, des choanes, et de certains polypes placés dans les fosses nasales, en général uniques, et qu'une seule intervention suffit à faire disparaître.

— Les polypes de la cloison, nous venons de le voir, ne sont pas absolument rares ; en général, ils sont uniques, pédiculés ; il est facile de les enlever avec le serre-nœud et après ablation, ils ne se reproduisent pas.

Cependant le Dr Chiari de Vienne rapporte un cas de polypes multiples de la cloison, et Smieglow chercherait dans une irritation de la cloison, dans une périchondrite ulcéreuse, l'origine de ces polypes.

Observation VI (Dr Chiari, de Vienne).

Une femme de 69 ans avait ses cavités nasales farcies de polypes ; la plupart d'entre eux, à droite et à gauche, étaient adhérents à la cloison, autour d'une perforation irrégulière ayant la dimension d'une pièce d'un franc et occupant la région antérieure de la cloison. L'origine et la nature de la perforation étaient inconnues.

Les polypes furent enlevés au serre-nœud ; on fit la cautérisation du point d'implantation avec le galvano-cautère et, après six séances, la guérison fut obtenue.

D'après Smieglow, une simple cause d'irritation répétée peut déterminer une périchondrite ulcéreuse qui aboutit à la perforation de la cloison. On peut donc supposer que, chez la malade, des polypes développés au siège d'élection, c'est à dire dans le méat moyen, ont irrité la cloison : d'où inflammation locale de la muqueuse et du périchondre sous-jacent ; puis, par suite de cette inflammation développée au contact d'une muqueuse et d'un polype, établissement d'adhérences entre l'une et l'autre, et enfin, à la faveur de cette irritation, la muqueuse de la cloison a, à son tour, produit de nouveaux polypes. Cette hypothèse s'appuie sur cette observation que, parmi les les polypes présentés par la malade, les uns étaient insérés uniquement sur la muqueuse du méat moyen, d'autres adhéraient à la fois à cette région et à la cloison, d'autres enfin s'inséraient uniquement sur le bord de la perforation.

Peut-être à cette critique de Smieglow pourrions-nous dire que rien ne prouve, dans cette observation, que le mécanisme de la reproduction de ces polypes n'ait pas été le même que celui que nous avons décrit précédemment, à savoir qu'une lésion osseuse, de laquelle a résulté la perforation de la cloison, n'ait été antérieure à la production des polypes.

— Les polypes muqueux rétro-pharyngiens (car nous ne nous occupons pas ici des polypes fibreux ou fibro-muqueux) ont la même structure que ceux des fosses nasales. Ils se laissent glisser dans le pharynx, mais ce sont bien des polypes du nez. Ils ont, en effet, leur point d'attache soit dans les fosses nasales proprement dites, soit au pourtour des choanes, soit sur l'extrémité postérieur du cornet moyen. Ils se développent d'abord dans le nez, puis, à cause de la disposition particulière de leur insertion, ils glissent dans le pharynx nasal; là, trouvant un large espace, ils s'accroissent librement, deviennent volumineux; ils peuvent aussi se développer en partie dans le nez, en partie dans le pharynx, paraissant former ainsi plusieurs tumeurs, bien qu'en réalité, il n'y ait qu'un seul pédicule.

Observation VII (Dr Lubet-Barbon).

Mme B.., se plaint de catarrhe nasal intense, d'impossibilité de se moucher et d'écoulement de pus par le nez. On voit, à l'œil nu, sans l'aide du miroir, une grosse tumeur dans le pharynx. Dans chaque fosse nasale, on aperçoit une masse polypeuse. Il fut impossible de prendre la tumeur avec l'écraseur, mais saisie avec une pince elle fut arrachée et toute la masse suivit. C'était un polype muqueux rétro-pharyngien avec des digitations dans le nez. »

Les polypes des choanes ont un pédicule long et grêle, une texture plus dense, une surface moins lisse, une résistance à la palpation bien plus grande que ceux des fosses nasales et par là se rapprochent beaucoup des fibro-myxomes purs. Ils sont plus ou moins mobiles dans le pharynx. Ils ne causent ni la douleur ni la difformité des polypes fibreux proprement dits; au lieu de détruire les tissus comme ces derniers, ils se laissent impressionner par eux.

Observation VIII (Dr Lubet-Barbon).

« M... M..., se plaint de difficulté de la respiration, d'impossibilité de se moucher et d'écoulement de pus par le nez. A l'aide de la rhinoscopie postérieure, on aperçoit un polype muqueux dans le pharynx, et on voit, à l'aide de la rhinoscopie antérieure, une masse qui oblitère l'ouverture postérieure des fosses nasales. Catarrhe nasal intense. Le polype est enlevé; sa face antérieure est divisée de haut en bas par un sillon qui donne à la tumeur une forme bilobée. C'est l'empreinte du bord postérieur de la cloison. Il n'y a pas eu d'hémorrhagie et huit jours après le catarrhe nasal avait disparu. Pas de récidive. »

Observation IX (Dʳ Lubet-Barbon).

Mᵐᵉ B..., 53 ans, ne respire plus par le nez depuis deux ans. On lui aurait « crevé » un polype en septembre 1892.

Examen. — Polype naso-pharyngien recouvert de muco-pus; nez plein de pus; la malade ne peut pas se moucher ou se mouche par regorgement.

Du côté gauche, catarrhe nasal intense avec hypertrophie de la muqueuse du cornet inférieur. Cette hypertrophie augmente la sécrétion et est un obstacle pour l'observation. On diminue, à l'aide de la cocaïne, l'inflammation de la muqueuse, et, avec des stylets munis de tampons de ouate, on enlève, mais non sans difficultés, le pus et les mucosités qui remplissent les fosses nasales et recouvrent la tumeur. Cela fait, il est facile d'apercevoir au fond une masse blanche, brillante, à reflets lumineux multiples. En regardant de l'autre côté, on voit les mêmes phénomènes, d'où la difficulté de dire de quel côté le polype a pris naissance : le polype, plus volumineux que l'une des choanes, est à cheval sur la cloison. La tumeur est enlevée et, après quelques jours, le catarrhe nasal avait disparu.

Le malade ne s'aperçoit de la présence de ces tumeurs que par l'obstruction au passage de l'air ; en effet, le polype bouchant complétement l'ouverture postérieure des fosses nasales, forme une soupape qui permet encore l'inspiration, mais rend impossible l'expiration.

Pour la même cause, le malade ne crache jamais de pus, celui-ci ne pouvant pas tomber dans le pharynx, et il lui est impossible de se moucher, la colonne d'air étant interrompue. Il se produit alors un phénomène analogue à celui que l'on constate chez un individu dont la vessie est paralysée; il ne pisse pas, quoique cet organe contienne de l'urine, et ce n'est que lorsque la vessie est complètement remplie, que la fonction s'accomplit : le malade urine par regorgement. Dans le cas qui nous intéresse, les cavités nasales se remplissent de pus, et alors celui-ci s'écoule par regorgement.

— Les polypes de la cloison et des choanes sont donc des tumeurs uniques, pédiculées, et qui, arrachées, ne récidivent pas. Mais nous avons également observé quelques cas de polypes pédiculés, uniques, situés dans le méat moyen ou sur le cornet moyen, chez des individus qui ne présentaient ni périostite, ni ostéïte, ni inflammation des sinus. On les enlevait, et après quelque temps, l'examen du malade permettait de constater qu'il n'y avait pas eu récidive.

Observation X (Dr Lubet-Barbon).

Colonel X..., 55 ans, se présente avec les syptômes ordinaires des polypes muqueux ; l'examen, à l'aide du spéculum nasi, ne laisse voir qu'un seul polype situé sur le cornet moyen. Il est enlevé au serre-nœud, et depuis 5 ans il n'y a pas eu de récidive.

L'étiologie de ces polypes reste inconnue. Peut-être cependant, pourrait-on l'expliquer par l'existence d'un point malade qui aura passé inaperçu et qui aura guéri, après avoir donné lieu au développement du polype ?

Donc, en nous résumant, nous dirons au point de vue de l'étiologie :

On observe dans le nez des polypes muqueux, pédiculés, uniques, et qui ne récidivent pas. Leur lieu d'élection est la cloison et les choanes. Nous ne pouvons pas expliquer leur pathogénie.

Mais, dans le plus grand nombre de cas, les polypes sont dans les méats et sur les cornets. Ils sont très volumineux; ils ne récidivent pas au sens propre du mot; mais ils sont très nombreux dès le début, et lorsqu'on en a enlevé un gros, les voisins, plus petits, se développent.

Pour nous, ces polypes sont symptomatiques d'une lésion osseuse ou d'une inflammation des sinus frontaux maxillaires, ethmoïdaux, sphénoïdaux.

TRAITEMENT

I. — Historique

La rhinoscopie étant une science nouvelle, tandis que les polypes du nez ont été reconnus depuis la plus haute antiquité, on doit s'attendre à trouver dans l'historique des traitements les procédés les plus divers. Certains d'entre eux sont aujourd'hui tellement en désaccord avec nos connaissances rhinologiques et avec nos mœurs chirurgicales qu'ils ne trouvent place dans ce travail que pour mémoire. Ce sont l'exsiccation, la compression, le séton, la cautérisation. Nous décrirons chacun de ces procédés en particulier, mais nous pouvons dire dès maintenant que leur principal défaut est d'être lents, malpropres, et de ne pas répondre sûrement au but cherché.

Le traitement des polypes du nez, en effet, doit consister : 1° à débarrasser le nez de ces polypes; 2° à en éviter la récidive.

Ce résultat est obtenu par les deux procédés suivants : l'arrachement et l'excision. Ce sont là les deux procédés de choix; nous discuterons tout à l'heure le choix des instruments que l'on doit faire pour arriver à ce but.

1° *Exsiccation*. — L'exsiccation consiste à porter sur

la tumeur des substances astringentes dans le but d'obtenir son resserrement, puis son dessèchement C'est un mode de traitement qui tout d'abord a dû se présenter à l'esprit du chirurgien, à une époque où, les progrès de l'art ne lui permettant pas de voir dans les fosses nasales, il lui était impossible de porter avec précision un instrument dans cette région. Aussi trouve-t-on dans tous les écrits de l'antiquité les formules de compositions astringentes destinées à faire disparaître les polypes. Ces astringents sont solides ou liquides. Les substances liquides étaient portées sur la tumeur à l'aide d'un pinceau ou d'un bourdonnet de charpie, ou par des injections ; les substances solides, en poudre, étaient prisées ou insufflées dans le nez.

Galien paraît avoir fait usage de l'alun et du jus de grenade. Plus tard, on se servit du chlorure d'antimoine et de l'acide sulfurique.

En 1821, Primus, de Babenhausen, rapporte deux cas traités par lui avec succès à l'aide de la teinture safranée d'opium de la Pharmacopée prussienne. Après huit ou dix jours de badigeonnages, le polype se serait ratatiné, puis détaché complètement.

On s'est servi dans le même but de chaux, d'orpiment, de poudre de sabine mêlée avec la poudre d'ocre, d'alun en poudre et en solution, de solution de sulfate de zinc, de décoction de ratanhia ou de noix de galle, de tannin. Cette dernière substance a été préconisée en 1867 par M. Bryant qui rapporte six observations dans lesquelles la guérison aurait été obtenue en moins de quarante jours ; mais cette méthode, expérimentée par d'autres auteurs, a donné des résultats négatifs.

A ces divers procédés d'exsiccation nous pouvons rattacher un mode de traitement par compression, dont nous n'avons trouvé qu'une seule observation dans la littérature. Elle est rapportée par Lamauve, médecin à Rouen, qui, chez un homme de 30 ans, porteur de polypes muqueux dans la narine gauche, « pratiqua le tamponnement postérieur, puis bourra la partie antérieure de la narine à l'aide de bourdonnets, de manière à comprimer la tumeur entre ces deux tampons. Après un mois, les excroissances ont disparu, la narine est devenue libre et la respiration facile » (1).

2° *Séton.* — On porte le séton à travers le polype au moyen d'une grosse aiguille droite ou un peu courbe et le plus près possible du pédicule. La destruction de la tumeur se fait par « inflammation ulcérante et suppurante ».

Ce procédé est tombé dans un juste oubli ; il serait difficile, en effet, d'imaginer quelque chose de plus pénible pour le malade.

3° *Cautérisation.* — La cautérisation était déjà un progrès sur les méthodes précédentes. Elle peut être pratiquée de plusieurs manières. On a employé des caustiques liquides, des caustiques solides, le fer rouge, l'électrolyse, le galvano-cautère.

On trouve des observations de polypes traités avec suc-

1. *Histoire de la Société de médecine pratique de Montpellier*, 1807, p. 129.

cés par des injections interstitielles de perchlorure de fer (Reeder), par des injections de chlorure de zinc (Erichsen).

Nélaton recommande l'emploi du nitrate d'argent, mais seulement dans les cas où l'arrachement a échoué. Il se sert d'une sonde recourbée dans laquelle est engagée une tige mobile armée du caustique. Cette sonde, une fois introduite dans les fosses nasales, on fait tourner la tige sur son axe, et alors le nitrate d'argent vient se mettre en rapport avec le polype à travers un œil assez large que présente la sonde.

Frédéricq (1862) préconise le bichromate de potasse en solution aqueuse saturée. A l'aide d'un pinceau, il applique une couche sur le polype, en évitant de toucher les parties saines. Cette opération, répétée chaque jour, produit une inflammation qui se propage quelquefois dans le nez, mais qui ne dure pas plus de 48 heures ; pendant ce temps, il se fait un travail actif de résorption. A ce moment, on suspend l'application du bichromate pour y revenir, s'il y a lieu, dès que l'irritation est calmée.

Frédéricq affirme avoir obtenu plusieurs guérisons de polypes muqueux et n'avoir vu que très rarement la récidive.

Un allemand, Jensch, a tenté, avec succès, dit-il, la cure des polypes nasaux avec un caustique composé de beurre d'antimoine, d'acide sulfurique et de nitrate d'argent. Il imprégnait de caustique la tête d'une longue épingle métallique et la portait à diverses reprises sur les polypes. La cautérisation s'achevait en quelques jours.

Donaldson, de Baltimore, s'est fort bien trouvé de l'emploi de l'acide chromique. Sur un petit tampon de ouate, placé à l'extrémité d'un stylet, on jette quelques cristaux d'acide chromique que l'on porte ensuite sur le tissu à détruire. Le mucus dissout l'acide qui agit dès lors; mais ce traitement n'est pas sans danger; les sécrétions sont abondantes pendant une huitaine de jours; ces liquides sécrétés charrient l'acide qu'ils ont dissous au passage; d'où cautérisations étendues. De plus, les douleurs sont très vives.

Cohen (*Ann. Journ. Méd. Sciences*, avril 1887), rapporte un cas de perforation de la cloison.

On peut également faire fondre lentement sur le stylet quelques petits cristaux; on obtient ainsi une petite boule adhérant assez fortement au stylet et à l'aide de laquelle on va cautériser le polype ou les excroissances polypiformes. Puis, pour éviter les cautérisations étendues, on pratique le lavage des parties avec une solution alcaline : irrigation avec de l'eau bicarbonatée à 8 0/0 ou insufflation de poudre de bicarbonate de soude.

Noquet préfère employer l'acide trichloracétique qui a sur l'acide chromique l'avantage de n'être pas toxique et de ne pas amener de réaction; il n'y a pas de sécrétions de la muqueuse, les douleurs sont très légères et peuvent être très atténuées par un badigeonnage pratiqué au préalable avec une solution de cocaïne.

Après l'usage des agents chimiques, vint le fer rouge et, plus tard, avec les progrès de la science, la cautérisation galvanique. La cautérisation au fer rouge est indiquée dans les œuvres de Paul d'Egine : Du temps de Dionis, on cautérisait les polypes, mais seulement quand ils avaient une grosseur médiocre et une large base. « Les anciens, dit Dionis, dilataient la narine avec le spéculum nasi, afin d'y introduire ensuite une canule qu'ils posaient sur la tumeur, et par la cavité de laquelle ils portaient un bouton de feu qui, brûlant cette chair, en faisait un grésillement comme quand on rôtit du boudin. L'eschare que le feu avait faite étant tombée, ils recommençaient la même application et continuaient ce manége jusqu'à ce que toute la tumeur fût emportée (1). »

Le traitement des polypes par la cautérisation galvanique comprend deux procédés : le galvano-cautére et l'électrolyse.

On peut se servir du galvano-cautére comme agent d'excision : la tumeur est détachée à sa racine et enlevée en masse sans destruction des tissus; nous décrivons ce mode opératoire au chapitre suivant; dans un autre cas, elle est cautérisée dans toute son épaisseur, détruite sur place par mortification et eschare. Nous ne nous occuperons ici que de ce dernier mode opératoire : c'est la cautérisation en nappe, en opposition avec l'électrolyse, qui est la cautérisation pénétrante.

La cautérisation en nappe se fait à l'aide du cautére galvanique, muni d'une lame mince de platine, avec laquelle on fait des eschares linéaires, pointillées ou superficielles, suivant qu'on aura appliqué la lame par son tranchant, par sa pointe ou par son plat.

La cautérisation pénétrante est pratiquée à l'aide des aiguilles électrolytiques que l'on introduit dans la tumeur.

1. Gerdy. *Thèse de concours*. 1833.

On l'a peu appliquée au traitement des polypes muqueux du nez, comme, du reste, la cautérisation en nappe.

La même critique peut s'adresser à tous ces procédés : exsiccation, compression, séton, cautérisation. Pour tous, en effet, le résultat recherché est le même : élimination lente de la tumeur à la suite d'une eschare et de suppuration prolongée. C'est dire combien ces procédés sont défectueux.

Tous les efforts de la chirurgie moderne, en effet, tendent à faire disparaitre, dans une opération, toute chance de suppuration. Comment comprendre alors une méthode qui, justement, a pour but de la provoquer, surtout lorsqu'on opère dans une région comme celle des fosses nasales, d'où l'inflammation pourrait se propager aux méninges et au cerveau et donner naissance aux accidents les plus redoutables?

Aussi ces procédés sont-ils complètement abandonnés aujourd'hui ; il sont de beaucoup inférieurs à ceux qui sont employés de nos jours et ils font perdre un temps précieux. Ils n'ont, à la rigueur, de raison d'être que pour la destruction des petits polypes ou des restes de polypes, et dans ce cas, le seul qui ait encore quelques partisans est le galvano-cautère.

4° *Arrachement.* — Hippocrate (430 ans avant l'ère chrétienne) décrit cinq espèces de polypes du nez. Dans la première, il parait ranger les polypes muqueux et pédiculés, car il s'exprime ainsi : « Il y en a qui sont suspendus dans le milieu, entre les cartilages, comme la luette est suspendue au haut du palais. En expirant, on les pousse au dehors ; ils sont mous. En inspirant, on les retire en dedans; le son de la voix en devient nasal ; ils font ronfler quand on dort. » Il conseille de les enlever de la façon suivante : Après avoir choisi un morceau d'éponge de grandeur suffisante pour pouvoir passer dans la cavité nasale, on y attache quatre cordons, longs d'environ une coudée et dont les extrémités sont reliées entre elles; une tige métallique longue et flexible, munie d'un orifice à son extrémité, est ensuite introduite dans les fosses nasales, et poussée jusque dans la bouche; on enfile dans l'ouverture de la lame métallique les extrémités libres des cordons que l'on fait passer dans la cavité du nez. L'opérateur saisit alors les cordons, les tire fortement, et l'éponge parcourt les fosses nasales, entraînant avec elle la masse des polypes.

Ce procédé de traitement par les éponges a été employé par le Dr Kurtz (de Florence) chez un jeune homme de 20 ans chez lequel un polype volumineux et profond n'avait pu être enlevé par l'anse froide ordinaire. Il le recommande surtout chez les enfants (1).

Voltolini a publié un cas opéré avec succès de la même manière, et M. Ruer, qui rapporte dix cas opérés avec succès, a essayé de faire revivre cette méthode (1882).

On a pratiqué un autre traitement qui consiste à passer du nez dans la bouche une ficelle garnie de nœuds ou un stylet d'argent très flexible, couvert d'un fil de laiton tourné en spirale, et à scier, pour ainsi dire, par un mouvement alternatif en avant et en arrière, le pédicule du polype.

1. *Wienn. Med. Pressé.* N° 44, 1890.

On s'est également servi de l'ongle. Morand (*Opuscules de chirurgie, Paris, 1768-1772*), n'ayant pu dans un cas, réussir, à l'aide des pinces, à enlever une masse de polypes, put l'arracher par le pharynx en la détachant de ses insertions avec l'ongle. Sabatier (1824) et Gross (1882), rapportent des cas où ils auraient enlevé le polype par ce procédé et avec succès.

Après les éponges, corde avec nœuds, doigt, procédés qui n'ont été guère employés ou qui ne l'ont été que dans des circonstances exceptionnelles, nous voyons apparaître les pinces. L'arrachement par les pinces est encore aujourd'hui celui que pratiquent la plupart des chirurgiens non spécialistes ; nous croyons que c'est à tort et nous nous efforcerons d'en donner les raisons.

Déjà, en 1538, Guy de Chauliac recommande l'arrachement des polypes par les pinces.

Guillaume de Salicet (1546) reproduisant les idées de ses prédécesseurs, recommande l'étranglement du polype, et en cas d'échec, l'arrachement : « Lie, dit-il, le dit polype avec un fil et puis travaille à le prendre avec tenailles aiguës. Et s'il ne se peut lier, prends-le à force avec lesdites tenailles et l'arrache tout selon ta possibilité. Et si tu pouvais cautériser, ce serait chose fort bonne et utile avec cautère ponctual mis en une canule d'airain ou de fer » (Guillaume de Salicet, *cyrurg. traict.*, I, chap. 17. Trad. franç.).

Arantius (1587) inventa, lui aussi, un genre de pinces mousses avec lesquelles il arrachait les polypes, et Guillemeau (1649), le disciple de Paré, détermine les règles de l'arrachement et le décrit tel que nous le pratiquons aujourd'hui. « Des pincettes plates seront conduites le plus profondément que faire se pourra, qui seront largettes en forme de petit bec de canne, desquelles sera serré le poulpe, puis des deux mains seront contournées doucement, en tirant petit à petit et non tout à coup » (*Œuv. opér. du poly.*, p. 681, in-fol., 1640).

Fabrice d'Aquapendente (1723), décrit à son tour une pince de son invention, qu'il déclare être d'une perfection telle que « les malades venaient de toutes parts le trouver, avec la ferme confiance d'être guéris. »

Son instrument paraît avoir été une pince dont les branches tranchantes étaient profondément creusées, de sorte que l'instrument fermé formait une espèce de canule dans laquelle on pouvait introduire un fil de fer rouge ou insuffler une poudre.

Les pinces ordinaires employées encore de nos jours sont construites sur le modèle des pinces à pansement; elles présentent des mors fenêtrés à surface interne concave dans l'étendue de 1 centimètre et pourvue de dentelures destinées à empêcher le glissement du polype. Elles ont l'inconvénient d'être trop grandes; de plus, le manche étant situé sur la même ligne que les branches, l'instrument et la main de l'opérateur cachent la tumeur.

Pour remédier à cet inconvénient, Duplay a substitué à la pince ordinaire une pince plus petite, légèrement courbe, dont l'articulation est située très près de mors et qui s'insinue dans le spéculum.

Ruault a accentué la coudure de la pince, et ainsi la main qui la porte ne gêne pas pour l'examen des fosses nasales à travers le spéculum.

Mais de nos jours, la plupart des chirurgiens font usage des pinces sans se servir du spéculum.

M. Tillaux (1), recommandant comme « seul traitement à opposer aux polypes des fosses nasales l'extirpation avec les pinces », dit : « La principale difficulté consiste à éviter la prise de la muqueuse et des cornets avec les pinces. C'est dans ce but que l'on a conseillé d'éclairer les fosses nasales avec le miroir frontal. Ce procédé est rationnel sans doute et met sûrement à l'abri des erreurs, mais il n'est applicable qu'au début de l'opération, lorsque la fosse nasale n'est pas remplie de sang. Lorsqu'il y a de nombreux polypes, lorsqu'ils sont petits et siègent à la partie postérieure des fosses nasales remplies de sang, ce procédé ne donne plus qu'une fausse sécurité, il est même irréalisable parce qu'on ne voit plus rien. Il est alors préférable d'agir comme on le fait dans la lithotritie pour rechercher les fragments de la pierre avec le seul secours du toucher.

Voici comment je conseille de manœuvrer dans tous les cas.

Le sujet est assis sur une chaise basse, la tête renversée en arrière. La pince est introduite fermée jusqu'au niveau du polype. Les deux branches sont alors écartées l'une de l'autre. Bouchant l'autre narine, on ordonne au malade de faire une forte expiration qui a pour but de pousser le polype d'arrière en avant et de le pousser entre les mors de la pince ouverte. Les anneaux sont alors rapprochés et maintenus par le cran d'arrêt. Soutenant la

---

1. Tillaux. *Traité de chirurgie clinique.* T. 1er, 2° édit., p. 265.

pince de la main gauche, on lui imprime de la droite des mouvements de torsion sur place sans aucune traction et le polype se détache au niveau de son pédicule. »

M. Tillaux ne reconnait à l'emploi du miroir frontal qu'un seul inconvénient : la plus ou moins grande quantité de sang qui, pendant l'opération, peut gêner la vue. Ce n'est pas là une objection bien sérieuse; nous recommandons, en effet, de ne pas enlever tous les polypes dans une même séance; par suite, si on vient à être gêné par le sang épanché, on renvoie la fin de l'opération à une prochaine séance. Du reste, le chirurgien peut très bien, à l'aide de tampons de ouate, nettoyer les fosses nasales.

M. Tillaux fait donc lui-même le procès du traitement qu'il recommande; il nous en signale la principale difficulté, qui est d'agir à l'aveugle, et nous fait prévoir les désordres qu'il peut entraîner. Divers accidents, ablation de la cloison, lésions de l'ethmoïde et des os propres du nez, ont été si souvent la conséquence de cette intervention où tout est livré au hasard, que « bon nombre de chirurgiens les plus distingués sont d'avis que l'ablation des polypes est une opération des plus brutales et des plus dangereuses. » (Voltolini).

Les pinces, en effet, introduites à l'aventure, saisissent et arrachent tout ce qu'elles rencontrent, tissus sains et malades, mous et durs (cornets et cloison). De plus, elles produisent une douleur affreuse, exposent à des hémorrhagies et nécessitent des séances longues et répétées. Enfin, elles ne permettent jamais de débarrasser le nez des petits polypes logés du côté de la voûte nasale.

Lisfranc (*Gaz. des Hóp.*, 1845), après avoir recommandé l'extirpation des polypes du nez avec les pinces, ajoute : « L'extirpation des polypes des fosses nasales n'est pas une opération absolument innocente, il n'y a pas loin de la lame criblée de l'ethmoïde au cerveau. L'un de mes maitres a vu mourir un malade, après cette opération, à la suite d'une inflammation des méninges. »

Nous empruntons à M. Tillaux l'observation suivante que nous trouvons décrite dans la thèse de Lémeré (Paris, 1877) :

Observation XI

« M. C... se présente chez M. Tillaux en décembre 1872 pour le consulter sur le traitement à opposer à un écoulement continuel se produisant par la narine. L'origine étant bien obscure, M. Tillaux prie le malade de lui fournir une quantité de liquide un peu considérable. Il fait analyser le liquide par MM. Robin et Méhu qui reconnaissent en lui du liquide céphalo-rachidien pur. M. Tillaux interrogeant à nouveau le malade, apprend qu'il s'est, à deux reprises différentes, fait enlever un polype par arrachement. Il ne doute pas alors que cette opération n'ait amené une fracture de la partie la plus mince de la lame criblée de l'ethmoïde, d'où ce pertuis où s'écoule constamment le liquide céphalo-rachidien. »

Il nous serait facile de multiplier les observations d'accidents consécutifs à l'arrachement aveugle des polypes des fosses nasales par les pinces ; mais nous ne ferons que les résumer d'après la thèse de M. Lémeré. M. Lémeré les a divisés en :

I. — *Accidents immédiats*. — Hémorrhagie ayant nécessité le tamponnement (Observation de Gosselin).

II. — *Accidents éloignés*.

1° Accidents du côté des voies lacrymales par inflammation et oblitération du canal nasal (tumeur lacrymale.
Obs. de Péan).

2° Lésions de l'antre et des sinus frontaux.

3° Lésions des os du nez et du crâne (Obs. de Lisfranc
et de Tillaux).

4° Accidents du côté de la circulation veineuse : phlé-
bite, méningite (Observations de Broca et de Demarquay,
citées dans la thèse de Lémeré : mort par méningite ;
autopsie). Nous y ajouterons l'observation de Lisfranc et
celle de Mouro : affections du cerveau et méningite mor-
telle à la suite d'opérations simples dans le nez (polype).
(Mouro, *Revue de laryngologie, rhinologie et otologie*,
1er septembre 1892).

En analysant les dangers et les inconvénients de l'arrachement des polypes par les pinces, notre but n'est pas
de combattre l'arrachement comme mode de traitement ;
nous voudrions seulement voir disparaître l'usage des
pinces de la pratique chirurgicale. L'arrachement est, en
effet, presque le seul traitement encore employé, mais la
pince a été remplacée par le serre-nœud dont l'emploi
est très simplifié par un spéculum et un bon éclairage.
On n'arrache plus au hasard, on n'arrache que ce que
l'on voit, et ce que l'on voit bien.

5° *Excision*. — Celse la pratiquait avec un instrument
auquel il donne le nom de spatha, instrument formant
une sorte de spatule piquante du bout et tranchante sur

les côtés. Avant de couper le polype, il l'attirait avec un petit crochet.

Avicenne veut qu'on excise les polypes avec un petit couteau et qu'ensuite on en coupe la racine avec un rasoir.

Albucasis les saisit avec une « airigne » et les tranche ensuite « *scapello sublili acuto uno ex latere.* »

L'excision par le bistouri aurait pu être une assez bonne méthode dans les cas de polypes bien pédiculés et insérés non loin de l'ouverture des fosses nasales, si le chirurgien avait bien éclairé la région pour saisir la tumeur avec une pince et porter avec précision la pointe de l'instrument sur le pédicule. Mais, sans un éclairage suffisant, ce procédé ne devait être que défectueux en exposant, plus encore que les autres, à des hémorrhagies sérieuses et à des lésions des parties voisines saines.

Aussi, au bistouri furent substituées les pinces coupantes qui diffèrent des pinces à arrachement en ce que les faces internes des mors sont tranchantes au lieu d'être garnies d'aspérités. Elles sont peu recommandables pour les grands polypes pédiculés mais elles peuvent rendre des services signalés dans l'ablation des petits polypes multiples qui obstruent la voûte nasale. Elles sont avantageuses dans le cas d'hypertrophie ou de dégénérescence polypoïde de parties plus ou moins étendues des cornets moyens ou supérieurs, ainsi que dans le traitement des polypes sessiles, à large base, mais trop élevés pour être saisis convenablement par le serre-nœud.

On a cherché encore a obtenir la chute du polype par la compression de son pédicule. La tumeur était saisie par des pinces placées sur son pédicule le plus près possible de son insertion. Malinverni dit avoir ainsi opéré des polypes qui, après quelques jours, tombaient avec la pince.

Ce mode de traitement que l'on a peu employé du reste est une variante de la ligature lente ou par ulcération que nous trouvons décrite dans la thèse de Gerdy : « Si le polype est attaché sur l'un des côtés des fosses nasales, on peut embrasser son pédicule en le contournant de haut en bas, avec une sonde de Belloc dont on fait sortir le ressort au dessous pour l'y saisir, l'attirer à soi, et y attacher un fil que l'on entraîne autour du pédicule et qu'on engage ensuite dans un serre-nœud afin d'étrangler à volonté la tumeur. On laisse l'instrument à demeure dans les fosses nasales pour resserrer la ligature, à mesure qu'elle se relâchera par la section du pédicule. »

La nature peu résistante des polypes muqueux, le peu de danger d'hémorrhagie que présente leur extraction, ne justifient pas l'emploi de ce procédé qui est toujours lent et pénible.

Aussi a-t-il été complètement abandonné et remplacé par la *ligature extemporanée*, qui agit rapidement, par action traumatique. La ligature extemporanée se fait à l'aide de l'anse froide et de l'anse chaude, ou anse galvano-caustique.

Nous arrêtons ici notre historique des traitements parce que nous n'avons plus à parler que de l'ablation des polypes par le serre-nœud, et que ce procédé, étant celui que nous recommandons, va être l'objet d'un chapitre particulier, celui du traitement proprement dit.

II. — Procédé opératoire.

Soins antérieurs à l'opération. — Comme dans toute opération chirurgicale, avant d'enlever les polypes, on doit s'efforcer de faire l'antisepsie des fosses nasales. De tous les moyens qui s'offrent pour atteindre ce but, le plus pratique est assurément la vaseline boriquée que l'on fait renifler par le malade. Pour cela, on lui recommande de mettre dans son nez deux ou trois fois par jour, gros comme une noisette, de la pommade suivante :

> Vaseline. . . . 25 grammes
> Acide borique. . 5 gr.

L'introduction de la pommade est souvent rendue difficile par l'obstruction complète de l'une ou des deux narines.

Dans ce cas, on peut remplacer la pommade par des insufflations d'acide borique cristallisé fin. Ces insufflations, le malade peut les faire lui-même au moyen d'un tube en caoutchouc, introduisant l'un des bouts dans son nez tandis qu'il souffle dans l'autre extrémité. Nous recommandons l'acide borique cristallisé, au lieu de l'acide borique pulvérisé à cause des propriétés hygroscopiques de ce dernier et du catarrhe nasal qu'il donne.

En tous cas, nous proscrivons dans ce cas le lavage du nez à cause de l'obstruction des fosses nasales et des inconvénients qu'elle peut faire naître du côté de l'oreille par suite d'un excès de pression de l'eau dans le pharynx nasal.

Instruments. — Les instruments dont on doit se servir devront être préalablement bouillis et aseptisés.

On se munira essentiellement des instruments suivants: un stylet porte-coton, une pince à pansement, un spéculum du nez (Palmer ou Duplay), et un serre-nœud.

Le stylet servira d'abord pour bien fixer les limites du polype que l'on va enlever; armé d'un coton, il pourra, dans certains cas, servir à déterger le sang et à nettoyer les fosses nasales. La pince à pansement servira surtout pour la cocaïnisation. Le spéculum du nez sera, soit le spéculum ordinaire, dit modèle de Duplay, soit le spéculum de Palmer. Le spéculum de Duplay est bien connu; il se compose de deux valves qui, s'écartant, dilatent l'orifice antérieur des narines. Le spéculum de Palmer, analogue au dilatateur des paupières employé par les oculistes, a l'avantage de tenir tout seul une fois mis en place et de laisser ainsi au chirurgien l'usage de ses deux mains.

Le serre-nœud le plus simple dont nous nous servons est le serre-nœuf de Blake. Il se compose d'un manche carré, long de 6 centimètres, portant à son extrémité inférieure un anneau transversal pour le pouce. Sur le manche glisse, au moyen d'une douille, un second anneau destiné à l'index et dirigé en bas. La face opposée de la douille est munie d'une cheville à laquelle on attache le fil. L'extrémité supérieure du manche se continue par une pièce cylindrique creuse et courte, formant avec lui un angle obtus; c'est dans cette pièce que s'engage le tube qui contient l'anse. Ce tube tout droit mesure environ 13 centimètres de long et peut être fixé par une vis; il s'élargit un peu en avant et présente à son extrémité antérieure deux orifices séparés par une cloison transversale. Dans l'instrument de Blake, cette cloison dépasse un peu le niveau des orifices; dans d'autres (Schech), elle ne l'atteint pas et en est éloignée de 1 millimètre environ.

Avec cette dernière disposition, l'anse sectionne plus facilement la tumeur : c'est bien là un avantage; mais avec elle, il est infiniment plus difficile de ramener le fil pour former l'anse à nouveau, et on y passe beaucoup plus de temps. C'est là une circonstance dont il faut tenir grand compte quand on est obligé, dans une même séance, de reformer l'anse une dizaine de fois et même davantage. Il importe, pour que l'application de l'anse froide soit suivie de succès, d'avoir un fil bien conditionné. Il ne le faut ni trop gros, parce qu'alors il coupe mal, ni cassant, ni trop mou, parce qu'alors l'anse fléchit et se déforme lorsqu'on veut y engager la tumeur, et qu'elle s'allonge si elle rencontre quelque résistance.

Les fils de platine ou de laiton sont trop mous; il est préférable de se servir du fil d'acier qui est très flexible et ne casse pas; celui qui nous paraît réaliser les meilleures conditions de grosseur est le fil de mandoline n° 6.

Cocaïnisation. — Une fois que l'antisepsie du nez a été faite et que l'on a préparé les instruments nécessaires à l'opération, on doit cocaïner la narine. Nous avons déjà vu que les polypes eux-mêmes étaient insensibles; par conséquent, ce qu'il faudra cocaïner, ce sera surtout les points qui se trouvent sur le trajet que devra suivre l'instrument, le but de la cocaïne étant bien plus de suppri-

mer les reflexes qui gêneraient le chirurgien que d'empêcher la douleur de l'opération elle-même. Par la
manœuvre opératoire que nous allons décrire tout-à-
l'heure, on verra que le point qui se trouve le plus exposé
est le septum du nez. C'est donc lui que nous devons
tout particulièrement cocaïner. Nous croyons ne pas
pouvoir mieux faire ici que de reproduire le passage d'un
travail où notre ami, le Dr Sarremone (1), a décrit la
méthode réglée par notre maître, le Dr Alfred Martin.
« On met dans une seringue appropriée une quantité
déterminée d'une solution de cocaïne. On touche légèrement la muqueuse au moyen d'un stylet armé d'un tampon de ouate trempée dans la solution de cocaïne, et on
attend quelques secondes. Cela a suffi pour rendre moins
sensible l'entrée des fosses nasales. Alors, prenant sur
l'extrémité d'un stylet boutonné ou avec une pince à
pansement une mèche de coton hydrophile, on l'étend
tout à son aise sur la portion de cloison à anesthésier;
le coton sec est facile à étaler sur la cloison.

Il n'y a plus alors qu'à verser goutte par goutte la
solution de cocaïne sur la partie supérieure de cette
mèche et, grâce à sa propriété hydrophile, le coton
absorbe le liquide qui arrive sur lui.

On s'arrête quand on voit que la mèche est imbibée en
entier, et on laisse là le malade pendant dix minutes, en
lui recommandant de ne pas se moucher. La solution que
nous employons est à 1/20.

Par ce procédé, on sait exactement la quantité de

1. Dr R. Sarremone. *Des malformations de la cloison du nez
et de leur traitement.* Paris, 1894.

cocaïne qui a été employée et on n'a pas dépassé la quantité nécessaire puisque toute la solution est restée sur le coton et que pas une goutte n'est tombée dans le pharynx. C'est parce qu'ils ne répondent pas à ces indications, que nous désapprouvons absolument tous les pinceaux et porte-éponges qui badigeonnent au hasard toute la muqueuse nasale et qui laissent ainsi couler dans le pharynx une quantité quelquefois considérable de cocaïne, multipliant ainsi inutilement la surface d'absorption.

Surtout dans ces derniers temps, nous avons interrogé avec soin les malades ainsi cocaïnés, aucun d'eux ne s'est plaint de troubles consécutifs, et l'anesthésie avait été parfaite ».

Opération. — Le tampon de cocaïne est enlevé ; on applique alors le spéculum ; une des valves prend son point d'appui sur l'aile du nez et l'autre sur la cloison.

Avec le stylet, on s'assure que la cocaïnisation est parfaite et on contourne de nouveau le polype à enlever pour se rendre compte de toutes les particularités qu'il présente.

Cela fait, le chirurgien, après avoir bien éclairé le champ opératoire, fixe avec la main gauche le spéculum et la tête du malade, tandis qu'il tient le serre-nœud de la main droite. Il introduit alors le serre-nœud l'anse parallèlement à la cloison, passant en général entre cette dernière et le polype, et il enfonce l'instrument jusqu'à ce que le plus grand diamètre de l'anneau formé par l'anse soit en présence de la partie inférieure du polype. Alors, faisant décrire à la main un quart de cercle en dehors, de telle sorte que l'anse, de parallèle à la cloison, lui devienne perpendiculaire, il se trouve ainsi avoir chaussé l'extrémité inférieure du polype ; à ce moment, il imprime un petit mouvement à l'instrument pour faire ballotter la tumeur et l'engager ainsi plus complètement entre les fils de l'anse. Il ne lui reste dès lors qu'à monter pour arriver au pédicule.

Pendant ces divers temps de l'opération, il faut avoir soin de ne pas serrer son anse parce que si le polype venait à être gêné par les fils, il ne leur permettrait plus de monter suffisamment et d'atteindre la base d'implantation.

Lorsque l'on pense être arrivé suffisamment haut et avoir atteint ce dernier point, il ne reste plus qu'à tirer sur le curseur et à serrer l'anse.

Ici deux cas peuvent se présenter : ou le polype a été saisi en totalité ou un morceau de pédicule s'est trouvé en dehors du serre-nœud. On s'en aperçoit aisément parce que s'il ne reste plus de pédicule en dehors de l'anse, le serre-nœud demeure fixé et ne saurait bouger ; tandis qu'au contraire, si un morceau de pédicule plus ou moins long n'a pas été pris, on peut imprimer au serre-nœud des mouvements de va et vient dont l'amplitude varie suivant la portion non saisie.

Dans le premier cas, c'est-à-dire lorsque le polype a été bien pris, il ne reste plus qu'à serrer davantage l'anse et le fil pénétrant dans les tissus de la tumeur la coupe facilement. Si, au contraire, un pédicule persiste, il faut serrer un peu moins son fil et arracher, s'efforçant ainsi d'amener le polype en entier.

Le premier procédé (couper) a le grand avantage de n'entraîner presqu'aucune perte de sang ; par le second (arracher) au contraire, on amène souvent avec le polype une partie de la muqueuse et il s'ensuit une hémorrhagie plus ou moins considérable.

Complications. — L'hémorrhagie est la complication la plus grave qui soit à craindre à la suite de l'opération des polypes du nez. En général, l'hémorrhagie ainsi produite est insignifiante et s'arrête dès que l'on prend la précaution de faire moucher violemment le malade en bouchant l'autre narine. Ce procédé qui paraît au premier abord irrationnel, nous a toujours donné les meilleurs résultats, ici d'ailleurs, comme dans presque toutes les épistaxis traumatiques (Lubet-Barbon et Sarremone).

Anse galvanique. — Si, pour des raisons quelconques (hémophilie, etc...), on craignait que l'hémorrhagie fût trop abondante, on n'aurait qu'à remplacer l'anse froide par l'anse galvanique. Celle-ci faisant une section par la température de ses fils chauffés au rouge sombre, produit immédiatement sur le point coupé une eschare qui empêche l'hémorrhagie ; mais l'emploi de l'anse galvanique nécessite certaines précautions et en particulier la température de l'anse doit être réglée avec soin.

Par l'intermédiaire d'un rhéostat, on règle la quantité unique et toujours égale d'électricité qui chauffera l'anse du fil ; il convient de mesurer l'intensité du courant, non sur la grande anse que l'on introduit pour saisir le polype, mais sur une petite anse se rapprochant comme dimension de celle qui pourrait embrasser le pédicule de la tumeur après sa constriction : on évitera ainsi la destruction du fil, ce qui ferait manquer l'opération.

Le fil ne doit être porté qu'au rouge sombre; à ce degré de chaleur, il sectionne parfaitement les polypes et constitue en même temps un moyen préventif contre l'hémorrhagie. La façon de saisir le pédicule le plus haut possible est identique à celle de l'anse froide : Quand la tumeur est saisie, on tend le fil jusqu'à ce qu'il soit au contact des tissus, et alors seulement on fait passer le courant; ce courant ne traversera le fil de platine que dans la partie qui constitue l'anse qui étreint la tumeur, et, par suite, cette partie seulement arrivera au rouge; le polype est sectionné net à l'endroit saisi; il faut avoir soin de tirer sur les extrémités de l'anse, de manière à ce que celle-ci diminue très lentement, jusqu'à ce que le pédicule soit entièrement tranché; la section ne doit pas avoir lieu trop rapidement.

Préoccupés par la crainte de l'hémorrhagie, beaucoup de chirurgiens ont conseillé l'emploi exclusif de l'anse galvanocaustique. Tel n'est pas notre avis, car les hémorrhagies rebelles, à la suite d'opérations des polypes du nez, ne sont qu'une très rare exception ; en effet, lorsqu'on coupe le polype, l'opération est généralement à peu près exsangue ; quelques gouttes de sang seulement accompagnent l'arrachement et une hémorrhagie abondante ne peut se produire que si une grande partie de la muqueuse a été arrachée, lorsque, par exemple, un séquestre est emporté avec le pédicule du polype. D'autre part, le serre-nœud simple est d'un maniement beaucoup plus commode et d'une application moins douloureuse que l'anse galvanocaustique ; de plus, il sectionne la tumeur sans laisser après lui, dans le nez, une eschare qui ne manque jamais de réagir sur l'état général.

Il est d'usage aussi dans les auteurs de citer parmi les complications de l'ablation des polypes du nez d'autres accidents, douleur, érysipèle, etc. Nous ne croyons pas utile d'insister sur ces complications, car, avec nos procédés, on ne les constate plus. La cocaïne supprime la douleur pendant l'opération et l'absence d'inflammation due à la pommade boriquée supprime tout autant les chances de douleur post-opératoire que celles d'une infection (érysipèle).

Soins consécutifs. — Le polype enlevé et l'hémorrhagie arrêtée, il n'est pas prudent de renvoyer le malade immédiatement. Il faut le garder quelques instants auprès de soi et, quand il sortira, on prendra toujours la précaution de boucher l'entrée de la narine opérée avec un petit tampon de ouate hydrophile destiné à tamiser l'air. Dès le soir de l'opération, le malade remettra comme précédemment de la vaseline boriquée dans son nez, et, celui-ci étant maintenant plus libre, la pommade pénétrera mieux.

Polypes muqueux des choanes.

Le procédé opératoire que nous venons de décrire s'applique surtout aux polypes muqueux des fosses nasales proprement dites ; mais, à cause de leur insertion vers la partie postérieure des fosses nasales, de leur développement dans le pharynx, de leur gros volume, l'ablation des polypes muqueux des choanes présente de grandes difficultés et nécessite un manuel opératoire différent.

En effet, ces polypes ne peuvent toujours pas être enlevés par la voie nasale ; il faut, au contraire, les extraire par la voie pharyngée et buccale.

Quand on les enlève par la voie nasale, l'instrument employé sera encore l'anse froide et le serre-nœud. Déjà, dans la thèse de Gerdy, nous trouvons une description de ce manuel opératoire, et nous ne pouvons pas mieux faire que d'en reproduire le résumé.

Pour placer l'anse, on peut se servir, dit-il, de la sonde de Belloc, aidée du doigt que l'on introduit derrière le voile du palais. L'opérateur enfonce la sonde par le nez jusque dans le pharynx. Le ressort, poussé, se déploie dans la bouche en suivant et prolongeant la courbure de la sonde. On fixe dans son œillet les deux extrémités d'un fil fort et ciré, ou mieux d'un fil métallique que l'on ramène par le nez à l'extérieur. D'une main, on tire alors sur l'anneau, tandis que l'autre conduit l'anse soit avec un doigt en la faisant passer dans la rainure sous-unguéale, soit avec deux doigts, et on la porte jusqu'autour du pédicule de la tumeur. Il ne reste plus qu'à engager les deux extrémités de l'anse dans un serre-nœud, étrangler la tumeur, fixer les fils en les enroulant sur le serre-nœud et laisser l'instrument à demeure dans les fosses nasales pour resserrer la ligature à mesure qu'elle se relâchera par la section des pédicules. Il est nécessaire de traverser la tumeur avec un fil afin d'éviter sa chute dans le pharynx au moment où elle se détachera.

Peu de choses ont été changées à ce procédé.

La manière de placer l'anse est restée la même, mais au lieu de la laisser à demeure, on pratique immédiatement la section ou l'arrachement. De même, on ne se sert plus de la sonde de Belloc et on saisit directement la tumeur avec l'anse montée sur le serre-nœud déjà décrit. On la conduit parallèlement à la cloison jusqu'au pharynx nasal, puis par de légers mouvements de rotation et d'abaissement de l'anse, on y fait pénétrer la tumeur ; on remonte le plus haut possible vers le pédicule ; on serre le fil métallique, et si l'on croit être arrivé à l'insertion du pédicule, on en fait la section. Si la tumeur ne peut être saisie que partiellement, on fait une traction un peu brusque qui souvent aura pour résultat de détacher le polype tout entier.

Mais nous avons vu qu'il est presque toujours impossible de remonter jusqu'au pédicule des polypes choanaux ; la tumeur trop volumineuse ne peut continuer à s'insérer dans l'instrument, le polype est un peu soulevé, mais l'anse s'est faussée, et quand on veut serrer, on s'aperçoit qu'on ne tient rien. Dans ce cas, Wagnier se sert de l'anse galvano-caustique dont il a modifié l'emploi de la manière suivante :

1° Cocaïner fortement la muqueuse des fosses nasales ;

2° Introduire l'anse et chercher à y faire pénétrer la partie inférieure de la tumeur ;

3° Serrer peu à peu l'anse de façon à la mettre bien au

contact du néoplasme; faire passer le courant sans faire de traction;

4° Interrompre le courant et continuer à serrer l'anse;

5° Lorsqu'elle est fortement serrée, traction d'ensemble de tout l'instrument en avant.

La masse polypeuse est ainsi arrachée de son insertion choanale et entraînée dans la cavité nasale.

Ce procédé consiste donc à se servir de l'anse comme instrument d'arrachement, à ne chercher à saisir qu'une partie de la tumeur, à déterminer par le passage du courant un certain degré d'adhérence de l'anse avec la partie saisie pour former un collet qui empêche la tumeur de glisser et de s'échapper hors de l'anse et à extraire alors la tumeur en masse.

Enfin, se basant sur ce fait que les polypes des choanes ont toujours un pédicule mince et grêle, Lange (de Copenhague) a construit un crochet mousse qui est destiné à saisir le pédicule et à l'arracher de son insertion.

On porte le doigt indicateur de la main gauche dans le naso-pharynx pour fixer la tumeur pendant que le crochet est introduit dans le nez; avec le doigt on cherche à engager le pédicule dans le crochet. On tire alors le crochet, l'extrémité dirigée en bas, pendant que l'index gauche refoule le polype dans la choane jusqu'à ce que son insertion se rompe. Selon la grosseur du polype, l'extraction est faite par le nez ou le pharynx.

Donc, en nous résumant, l'ablation des polypes choanaux ne diffère guère de celle décrite pour les polypes du nez. La mobilité considérable des premiers dans le pharynx, où ils sont tels que des battants de cloche, nécessite seulement, dans certains cas, une manœuvre particulière (doigt, crochet) permettant de fixer la tumeur et ainsi de la chausser dans l'anse du polypotome.

Le volume quelquefois considérable de la tumeur est une autre complication et entraine la nécessité d'un autre procédé. Ces gros polypes ne peuvent être enlevés que par la voie buccale.

Ici encore on peut se servir du serre-nœud, mais la tige porte-fil, au lieu d'être droite, comme précédemment, décrit une courbure qui lui permettra de remonter en arrière du voile du palais; de plus, l'anse elle-même est fortement fléchie en avant pour que sa plus grande lumière puisse recevoir le polype.

On peut se servir du releveur du voile du palais de Moritz-Schmidt qui permet de suivre dans le miroir laryngien convenablement placé tous les mouvements qu'on exécute dans le pharynx. On voit alors le polype pénétrer dans l'anse et, en remontant jusqu'au pédicule, on l'enlève complètement.

Comme précédemment, l'anse galvanique peut être employée ici (Capard).

Au lieu du serre-nœud, et bien plus souvent, on se sert d'une pince naso-pharyngienne. Avec cette pince qui n'est autre que celle construite par Calmette pour l'ablation des végétations adénoïdes, on double le voile du palais et on va saisir par le pharynx entre ses mors le polype choanal. Quand il est pris, faisant décrire un mouvement de torsion à la pince, on arrache le polype et généralement, dans ces cas, le pédicule suit.

Nous ne savons auquel de ces deux procédés donner

notre préférence ; nous croyons que le serre-nœud et la pince naso-pharyngienne sont ici de bons instruments et le chirurgien seul peut décider duquel il tirera le plus profit. Le résultat est, en général, très bon, ces tumeurs étant finement pédiculées et souvent uniques.

Quant aux accidents à redouter, il sont à peu près ceux que nous avons décrits déjà ; il faudrait peut-être y ajouter la chute possible du polype dans le larynx. La littérature médicale en renferme quelques exemples. Seuls les polypes d'un volume peu considérable peuvent pénétrer dans le larynx.

III. — Traitement consécutif.

Lorsque le chirurgien a enlevé un ou plusieurs gros polypes du nez, il n'a fait qu'une partie du traitement. Il doit alors s'occuper de prévenir la repullulation. Ce point a toujours été pour les chirurgiens un sujet de vives préoccupations.

Plusieurs auteurs recommandent de cautériser le point d'implantation du pédicule soit avec des caustiques (nitrate d'argent, chlorure de zinc, acide chromique, acide trichloracétique), soit avec le thermo-cautère.

Le traitement ainsi institué ne répond pas au but que l'on se propose, car nous avons vu que le pédicule, au lieu de repousser, s'atrophie et disparaît ; ce qui repousse ce sont les petits polypes qui existaient au moment de l'opération, mais qui, difficiles à voir à cause de leur situation profonde, ont été laissés.

C'est donc ces petits polypes qu'il fautdétruire, et on a essayé de le faire par des badigeonnages avec une solution d'extrait de Coudrier à 1/4, par exemple (Salis-Cohen) ou à l'aide des caustiques déjà cités pour la destruction des pédicules.

Certains auteurs ont été plus radicaux; Valsalva conseille d'enlever la lamelle osseuse sur laquelle est inséré le polype pour éviter la récidive.

A. Milligan arrache avec une pince solide les cornets supérieur et moyen. Ces os étant enlevés, on découvre facilement une quantité innombrable de petits polypes qui grossissent peu à peu, et on peut en pratiquer l'ablation totale et se mettre à l'abri de toute récidive ultérieure.

Mackenzie conseille la même opération et enlève le cornet, foyer de la repullulation, soit avec la pince ou la gouge tranchante, soit avec l'anse galvanocaustique.

Nous trouvons ces opérations par trop radicales et nous préférons suivre la technique de Délie qui, pour achever l'extraction ou la destruction des néoplasmes, se sert des pinces coupantes ou des différentes espèces de râcles.

« Les râcles ordinaires pour les fosses nasales sont étroites et de préférence fenêtrées; elles sont montées sur des tiges malléables, de manière à pouvoir leur imprimer la direction la plus favorable à l'ablation facile des productions pathologiques. Il faut râcler avec une certaine énergie sous l'action de la cocaïne. La douleur n'est d'ailleurs provoquée que par l'attouchement des parties saines; la perte de sang est toujours minime. Les râcles galvano-caustiques, de dimensions beaucoup plus petites que les râcles ordinaires, peuvent s'engager plus facilement dans les espaces qui entourent le cornet supérieur ; elles présentent en outre le double avantage de ne pas exposer à un écoulement sanguin et d'être un excellent agent de cautérisation » (Délie).

Les Drs Alf. Martin et Lubet-Barbon pensent que le curettage profond du méat moyen, après ablation des plus grosses productions, est un bon moyen de s'opposer à la reproduction des polypes.

L'instrument de choix pour enlever les petits polypes qui sont cause, nous l'avons dit, des récidives futures, est assurément la curette de notre maitre, le Dr Martin. Elle est composée d'un manche sur lequel est montée une tige qui se termine par un crochet coupant d'arrière en avant. Après cocaïnisation, on gratte avec cet instrument tout ce qui peut rester de polype ; l'opération ainsi faite est souvent très sanglante parce que la muqueuse a été enlevée incomplètement et l'on sait que c'est ainsi que se produisent les hémorrhagies. Elle est à peu près indolore grâce à la cocaïne et si le nettoyage a été complet, les polypes ne peuvent plus récidiver.

En même temps, si le stylet qui a fait l'exploration après que le nez a été suffisamment cocaïné, fait apercevoir un point osseux dénudé, point probablement peu éloigné de la base d'implantation du polype, il ne reste qu'à gratter cet os de façon à l'enlever et supprimer la cause de l'affection. Le traitement curatif est donc en même temps un traitement préservatif pour l'avenir.

OBSERVATIONS

Nous avons intercalé dans le texte quelques observations qui venaient à l'appui immédiat des principes que nous venions d'avancer. Nous allons en ajouter quelques unes, notre intention n'étant pas de reproduire toutes celles que nous aurions pu trouver dans la littérature, et même que nous avons étudiées. Nous nous contenterons de donner les principales, les autres n'étant que la reproduction de celles-ci.

Observation XII (personnelle).

Polype simple, sans lésion osseuse ou des sinus.

P..., 37 ans, employé de commerce.

Se plaint de nez bouché depuis longtemps, n'a jamais eu de douleurs frontales, mouche très peu et ne mouche pas de pus (25 octobre 1891).

A gauche, hypertrophie considérable de la muqueuse du cornet inférieur et du cornet moyen, queue de cornet; à droite, déviation de la cloison et polype pédiculé, blanc nacré, s'insérant dans le méat moyen ; pas de pus.

Dans le pharynx, petite masse d'adénoïdes au haut de la paroi postérieure.

Le 27 octobre. — Le polype est enlevé au serre-nœud. Il était unique ; pas de curettage.

Il n'y a pas eu de nouveaux polypes.

Observation XIII (personnelle).

Polypes consécutifs à une inflammation du sinus frontal.

M. B..., 45 ans, architecte, se plaint de coryza et de douleurs frontales très vives datant du mois d'avril 1894.

En juin, les sécrétions nasales, jusque-là « semblables à de l'eau », deviennent épaisses, jaunâtres, mais sans odeur. En juillet, les douleurs atteignent leur paroxysme ; elles s'étendent dans toute la région frontale et le long de l'arcade orbitaire supérieure. A partir de ce moment, les sécrétions nasales deviennent fétides.

Le 28 juillet, le malade vient à la clinique.

Diagnostic. — Catarrhe nasal surtout à gauche ; sinusite frontale ; on trouve du pus dans le haut du nez.

Traitement. — Insufflation d'acide borique cristallisé et vaseline boriquée.

14 septembre. — Rétention de la sécrétion du sinus frontal ; on débride l'ouverture du sinus frontal et il s'écoule une quantité peu considérable de pus.

Le 21, ablation, à l'aide de la cocaïne, de polypes dans le méat moyen, à gauche, et, quelques jours après, dans le méat moyen droit. Curettage.

Le 17 octobre, ablation à l'anse froide de la tête du cornet moyen ; elle a pour résultat de mettre à découvert l'orifice du sinus frontal dans le méat ; écoulement de pus après l'opération.

Le 6 novembre. — Nous avons vu le malade pour la dernière fois ; depuis la dernière intervention, l'écoulement du pus est bien moins considérable ; la fétidité a beaucoup diminué ; les douleurs frontales ont presque disparu depuis une quinzaine de jours, mais il y a encore du pus dans le nez, surtout à droite. En somme grande amélioration et on ne voit plus de polypes.

Observation XIV (personnelle).

Polypes consécutifs à une ethmoïdite et à une sinusite frontale double.

Mme F... a commencé à souffrir, au commencement de l'année 1889, de douleurs frontales qui s'étendaient à la racine du nez et le long de l'arcade orbitaire supérieure. Ces douleurs étaient très vives, surtout au lever. Elle mouche beaucoup de pus verdâtre, éprouve de la difficulté à respirer et dort la bouche ouverte. Nasonnement, perte du goût et de l'odorat.

Examen en 1890 : Sinusite frontale double, ethmoïdite ; l'ouverture de chaque cellule ethmoïdale laisse couler une certaine quantité de pus. Polypes dans les deux fosses nasales.

Ablation de 14 polypes à l'anse froide, curettages répétés, pendant plusieurs mois. Vaseline boriquée dans le nez.

La malade est venue régulièrement à la Clinique deux fois par semaine jusqu'au commencement de 1894 et de nombreux polypes lui ont été enlevés.

A ce moment, amélioration sensible ; les douleurs ont en partie disparu ; la quantité de pus mouché est moins considérable, le goût et l'odorat sont revenus ; la malade respire plus facilement. Elle ne reparaît plus jusqu'au 21 octobre 1894.

Examen : Pas de polypes à gauche. A droite, production polypeuse en avant et au-dessus du cornet moyen. Eclairage : clarté des tissus frontaux.

Le petit polype situé en avant de la tête du cornet moyen est enlevé ; puis, ablation de la tête du cornet. Le pus sort nettement de la fente ethmoïdale, indiquant bien la présence d'une ethmoïdite, chaque opération a été précédée d'un badigeonnage à la cocaïne.

Nous n'avons pas revu la malade, mais nous pensons qu'il se formera de nouveaux polypes tant que la lésion des sinus ne sera pas guérie.

Observation XV (Dr Sarremone).

Polypes consécutifs à une ostéite.

L..., 31 ans, se plaint de difficulté de la respiration ; nez bouché ; dort la bouche ouverte ; céphalalgie. Mouche du pus fétide.

Il y a deux mois, on lui a enlevé des polypes à droite.

30 octobre 1894. — Examen : Polypes des deux fosses nasales. On conseille au malade de mettre dans son nez, deux fois par jour, de la vaseline boriquée.

6 novembre. — Enlevé un polype à droite et un à gauche.

20 novembre. — Enlevé deux polypes situés dans le méat moyen gauche. Après ablation, le stylet sent en arrière un point osseux dénudé assez étendu (cellules ethmoïdales).

25 novembre. — Enlevé trois petits polypes dans le méat moyen droit. Curettage des deux méats moyens droit et gauche.

1er décembre. — Le malade respire bien, mais il mouche encore du pus jaunâtre.

15 décembre. — Etat sensiblement amélioré. Un peu de pus dans le nez ; le point osseux dénudé est moins considérable. Plus de polypes.

Observation XVI (personnelle).

Polypes doubles. Sinusite frontale. Extirpation. Curettage.

A..., 38 ans, ménagère, à Dieppe. Se plaint de surdité depuis six ans. Depuis deux ans, rhumes fréquents, difficulté de respirer, pus dans le nez.

Examen, le 17 avril 1894 : otite moyenne suppurée à droite avec perforation de la membrane du tympan en arrière.

Gros polypes du nez des deux côtés, et hypertrophie du cornet inférieur gauche.

Le 19 les polypes sont enlevés des deux côtés à l'anse froide ; le 21, de nouveaux polypes sont enlevés à gauche, le 26, à droite, et on fait un curettage du côté gauche pour détruire de petites granulations.

Le 28 avril, le 5 et le 22 mai. — Nouveaux curettages des deux côtés ; une fois on s'est servi de la pince coupante.

La malade disparaît pendant quelques mois et revient à la Clinique le 2 octobre ; pendant ce temps, elle a éprouvé des vives douleurs frontales, s'étendant à la racine du nez et le long de l'arcade orbitaire. On lui enlève un polype du cornet inférieur gauche ; un autre inséré sur le cornet inférieur à droite.

Il reste de petits polypes dans le méat moyen à gauche ; ils sont détruits à la curette le 20 octobre, en même temps qu'on fait l'ablation d'un polype du cornet supérieur à droite, ablation suivie d'un curettage.

Le respiration est beaucoup plus facile, mais la malade se plaint encore dans toute la région frontale de douleurs qui, cependant, ont diminué d'intensité.

Le 23 octobre. — Destruction d'excroissances polypoïdes dans le méat moyen droit à l'aide de la curette. Quelques jours après la même opération est recommencée et la malade, se trouvant très améliorée, revient à Dieppe.

Observation XVII (personnelle).

Polypes du nez chez un malade atteint d'ozène.

Mlle P..., 19 ans, modiste, se plaint de moucher des croûtes et de mal respirer (17 mars 1894).

Examen : Nez large des deux côtés; beaucoup de croûtes, sécrétions fétides. Pas de pus dans le nez, pas de douleur frontale.

Diagnostic : 1° ozène; 2° polype de la choane droite, inséré sur la partie postérieure du cornet moyen.

Le polype, après beaucoup de difficultés pour le saisir, est enlevé. C'est un polype kystique. On n'aperçoit pas, à ce moment-là, d'autres polypes dans le nez.

Quelque temps après (10 novembre), la malade revient, et on observe un polype dans le méat moyen droit ; on l'enlève à l'anse froide, et on pratique un curettage du méat.

Depuis ce moment, la malade est guérie.

Observation XVIII (Dr Sarremone).

Polypes du nez avec sinusite maxillaire.

X....., artiste dramatique, 22 ans.

1er décembre 1894. — Polypes dans le méat moyen gauche baignant dans le pus.

Première ablation ; récidive rapide.

La présence du pus fait penser à une sinusite maxillaire. On regarde les dents et on trouve que la deuxième molaire gauche était légèrement cariée. On conseille au malade de faire arracher la dent, ce qu'il fait quelques jours après et il nous montre une dent dont la racine antérieure présentait un point de nécrose assez considérable. Il n'était pas sorti de pus quand on avait arraché la dent.

25 décembre. — On ouvre le sinus maxillaire par l'alvéole et il s'écoule un pus fétide abondant. Dans le trou fait dans la gencive, on introduit une canule.

Des lavages sont faits chaque semaine par l'orifice ainsi maintenu ouvert.

Nous avons revu notre malade la semaine dernière ; le liquide sort presque propre par la canule et il n'y a plus de polypes dans le nez.

Observation XIX (personnelle).

Polypes d'un seul côté ; sinusite maxillaire ; ozène ancien.

G..., 50 ans, cuisinière, mouche du pus depuis un an. Depuis trois ans, douleurs de tête très vives, surtout le matin.

L'écoulement de pus augmentant, la malade vient à la clinique (8 octobre 1894)

Examen. — 1° Ozène ancien.

2° Polype dans le méat moyen gauche ; pus entre le polype et le cornet moyen gauche.

3° Symptômes d'une sinusite du sinus maxillaire ; douleur, pus, dents mauvaises. Cependant l'éclairage n'indique rien.

15 octobre. — Ablation du polype à l'anse froide.

27 novembre. — L'écoulement de pus a continué ; douleurs de tête aussi violentes ; petits polypes dans le méat moyen gauche enlevés avec la curette.

Observation XX (personnelle).

Polypes récidivants, ozène ancien.

P..., 54 ans, employé de commerce, se plaint d'obstruction du nez, surtout à droite; pas de céphalalgie; ne mouche pas beaucoup, mais mouche encore des croûtes. Soigné, il y a 8 ans, pour des polypes du nez; à ce moment, mouchait beaucoup de croûtes.

Examen le 27 octobre 1894 : à droite, polype du méat moyen; à gauche, polype du méat moyen, et hypertrophie considérable du cornet moyen.

Ablation des deux polypes et cautérisation du cornet.

Quelques jours après, curettage des deux méats.

20 janvier 1895. — Le malade est guéri.

Observation XXI (personnelle).

Polypes des deux fosses nasales. Sinusite frontale.

H..., 62 ans, palefrenier, a perdu l'odorat depuis 20 ans; il y a 8 à 9 ans, douleurs de tête, difficultés pour respirer. Trois polypes furent alors enlevés du côté droit; disparition de la gène respiratoire.

Depuis 3 ou 4 ans, les douleurs augmentent; céphalalgie en casque, apparaissant surtout pendant la nuit; le matin la tête est lourde; disparition dans la journée (pas de syphilis). Ces douleurs n'étaient pas quotidiennes, mais très fréquentes. Rhumes fréquents; écoulement par le nez d'un liquide clair comme de l'eau et de temps en temps, mucosités épaisses comme du pus. En même temps, gène de la respiration.

État actuel (20 octobre 1894).

A gauche, dans le méat moyen, polypes nombreux, mais petits. Tout le méat moyen est rempli par du pus.

En y introduisant un tampon de cocaïne, la muqueuse se rétractant, on voit sortir du méat moyen, derrière les polypes, des flots de pus.

A droite, dans le méat moyen, deux polypes dont un gros comme une amande, l'autre comme un haricot ; pus dans la fosse nasale, mais pas en aussi grande quantité qu'à gauche.

Les deux polypes sont enlevés à l'anse froide ; il en reste de petits. On les enlève avec la curette de Martin, ainsi que ceux du côté gauche. Vingt minutes après le curettage, on retrouve encore du pus en abondance dans les méats. Un nouveau nettoyage est fait et, après une demi-heure de repos, une grande quantité de pus baigne encore les méats.

Il reste de petits polypes à droite et à gauche qui furent enlevés quelques jours après la curette de Martin.

Ces polypes étaient sûrement la conséquence d'une lésion des sinus ethmoïdaux ou frontaux.

Observation XXII.

Polypes muqueux consécutifs à une ostéite de l'ethmoïde, par le Dr Jacquemart (*in Revue de laryngologie, rhinologie, otologie,* Moure. 15 février 1893). Observation résumée.

L'observation concerne un malade qui se plaignait de la fosse nasale gauche, et surtout de sécrétion purulente et fétide dont la plus grande partie lui tombait dans le gosier, ce qui irritait la muqueuse pharyngienne. Il en résultait en résumé une gêne très grande, soit directement, soit par acte réflexe.

Examen rhinoscopique : Rhinite chronique avec fongosités et néoplasmes muqueux. Les fongosités donnaient lieu à du pus.

Je supposais, en voyant ce pus fétide, qu'il y avait quelque part un point d'ostéite. Mais les fongosités siégeaient très haut, à la partie la plus reculée de la choane gauche, vers la face inférieure de l'apophyse basilaire.

J'enlevai toutes les productions néoplasiques par le serrenœud et le galvano-cautère.

Ensuite j'explorai et je trouvai un endroit où j'avais la sensation pierreuse ; cet endroit était fort peu étendu ; il était situé sur la face interne du cornet supérieur, tout-à-fait dans l'espace le plus élevé de cette région.

Je me chargeai moi-même des pansements que je rendis aseptiques.

Je détruisis les fongosités nouvelles à mesure qu'elles se formaient, jusqu'à complète cicatrisation de l'os. Naturellement, ce fut long, comme toutes les fois que j'ai eu à faire un traitement analogue.

Observation XIII (résumée).

Polypes muqueux et fongosités de la muqueuse ayant pris naissance sur un fond de périostite, par le Dr Jacquemart (*In Revue laryngologie, rhinologie et otologie***. Moure. 15 février 1803).**

M. Chr... mouche difficilement de la fosse nasale droite. De plus, il rejette des matières muco-purulentes, et même le plus souvent, c'est du pus qui dégage une odeur fétide. M. Chr... souffre d'ailleurs souvent de cette région. Des douleurs sourdes se font sentir dans la fosse nasale et jusqu'au-dessous de l'œil.

La fosse nasale est remplie en grande partie par une tumeur, mi-partie de tissu franchement muqueux, mi-partie de tissu fongueux, véritable fongosité multilobée rouge, saignant au moindre contact et engendrant du pus fétide.

Je pensai tout de suite que j'étais en face d'une lésion complexe n'intéressant pas seulement la superficie de la muqueuse, comme le font les simples néoplasmes muqueux, mais surtout d'une ulcération profonde, ayant atteint les couches sous-muqueuses et probablement le périoste et l'os sur un point quelconque du squelette du nez.

J'enlevai toute la masse charnue, tant par l'écraseur ou le serre-nœud à anse froide que par la cautérisation énergique au moyen du galvano-cautère. Ce résultat fut obtenu dans l'espace de quelques semaines. Alors je promenai un stylet sur les parties où étaient auparavant les fongosités, et je trouvai très haut, à la partie la plus reculée du méat moyen, un point dénudé sur lequel mon stylet rendait un son pierreux, indice manifeste de l'existence d'ostéite et probablement d'un séquestre osseux. Ma supposition du premier jour se trouvait donc confirmée. Tout ce cortège de fongosités, de pus fétide, d'hypertrophie ou infiltration de la muqueuse, recouvrant tout le cornet moyen, tout cela n'était que le résultat de la lésion osseuse.

Je continuai à détruire les fongosités, à mesure qu'elles se reformaient, au moyen du galvano-cautère. En même temps, irrigations antiseptiques à grande eau, et pansements avec des tampons d'ouate aseptique dans le trajet fistuleux. Après quelque temps, cicatrisation des parties ulcérées, réduction des parties infiltrées ou hypertrophiées, cessation de la sécrétion purulente et fétide. La guérison complète fut obtenue, mais le traitement fut long. Il était subordonné à la lésion, et il a fallu l'élimination du séquestre, ou, au moins, la rénovation de l'os qui était malade.

CONCLUSIONS

1° Il y a deux sortes de polypes du nez : les polypes muqueux des fosses nasales proprement dites et les polypes choanaux.

2° Les polypes muqueux sont rarement uniques ; ils peuvent se développer, soit dans une narine, soit dans les deux ; dans ce dernier cas, ils sont presque toujours symptomatiques d'une lésion des cellules ethmoïdales.

3° Le coryza, l'inflammation de la muqueuse sont la conséquence, et non la cause des polypes. Le traumatisme, sauf dans les cas où il amène une lésion osseuse, n'est pas une cause de polypes.

4° Les polypes muqueux ne récidivent pas, s'ils ont été complètement enlevés.

5° Le diagnostic des polypes muqueux est fait par la rhinoscopie antérieure, mais il faut toujours pratiquer la rhinoscopie postérieure chez les malades.

6° Le pronostic est généralement peu grave ; il dépend de la cause qui a donné naissance aux polypes (lésions de l'os ou de la muqueuse).

7° L'ablation est le seul traitement rationnel des polypes du nez ; elle doit être faite à l'aide d'un bon éclairage ; l'instrument le plus employé est le serre-nœud de Blake. L'ablation par les pinces doit être abandonnée.

Pour les polypes choanaux, on peut se servir de la pince naso-pharyngienne de Calmette.

BIBLIOGRAPHIE

FABRICE D'AQUAPENDENTE. — Operationes chirurgicæ, chap. XXIV, p. 438. Lugduni Batavorum, 1723.

BAYER. — Contribution à l'étude et au traitement de l'empyème de l'antre d'Highmore. Revue de laryng., rhin. et otol. Moure, 1er et 15 janvier 1889.

JOACHIM BERRUCO. — Nature et traitement des polypes du nez (Ann. de Otol. de Alcada de Henares, 1887).

BERTON. — Polypes muqueux des fosses nasales. Thèse de Paris, 1886-1887.

BILLROTH. — Zur anatomie der Schleimpolypen. Arch. f. path. anat. etc., Berlin, 1865, IX, 302-305.

BOREL. — Sur un instrument pour la ligature des tumeurs, polypes du nez et du vagin. Ann. soc. de méd. prat. de Montpellier, 1804, III, 317-328.

F. H. BOSWORTH. — Emploi des caustiques dans les fosses nasales (N. Y. Méd. J., 10 mars 1888).

R. BOTEY. — Sur la structure des polypes muqueux des fosses nasales (Congrès int. d'otol. et laryng., Paris, sept. 1889, et Revue de laryng. rhin. et otologie, 1er janv. 1890).

BRYANT. — Traitement des polypes par le tannin. Gazette hebdom., 1877.

CARDOUE. — Un cas de polype nasal congénital. Bolletino delle mallatie dell'orcchio, della gola et del naso, 1889, n. 4.

CHARAZAC. — Compte-rendu de l'assoc. des méd. de la Grande-Bretagne (56° congrès annuel) in Rev. laryng. rhin. et otol. Moure, 1889.

CLÉMENT. — Observation qui confirme un fait avancé par M. Levret qu'un corps polypeux peut avoir plusieurs appendices, mais un seul pédicule pour attache originaire (Journ. de méd. chir. pharm. Paris, 1770, XXXII, 344-351).

MAISTRE JEAN CAMAPPE. — Le Guydon (Guy de Chauliac). Lyon, 1538, fol. 193.

DECHAMBRE. — Dictionnaire des sciences médicales.

DÉLIE. — Traitement des polypes muqueux du nez. In Bulletins et mémoires de la société française d'otologie, laryngologie et rhinologie, 1894.

DESPREZ. — Des polypes nasaux et naso-pharyngiens et de leur traitement. Th. de Paris, 1857.

DUPLAY et FOLLIN. — Traité de path. ext. T. III, 4° édition, 1880.

DUPUYTREN. — Extraction des polypes muqueux. Idées de M... sur le mode de reproduction des polypes (Clin. d'hôp. Paris, 1828-29, III, 1878).

DRONDI. — Mémoires sur l'origine des polypes et sur la meilleure méthode pour les détruire. Gaz. méd. Paris, 1831, II, 1893-95.

FOUCHER. — Traitement des polypes du nez. Union méd. du Canada. Janv. 1889.

GÉRARD-MARCHANT. — Traité de chirurgie. Polypes du nez.

GERDY. — Thèse de Concours (1883).

GOLDSCHMIDT. — Ablation des polypes du nez (62ᵉ réunion des méd. et nat. allemands. Section de laryngologie. Heidelberg, septembre 1889).

GOSSELIN. — Du traitement chirurgical des polypes des fosses nasales. Thèse de Concours, 1850.

— Polype muqueux proéminant dans le pharynx (Gaz. des Hôpit., 1866).

GOUGENHEIM. — Atlas de laryngologie et rhinologie.

— Annales de laryngologie (1883-94).

GUY DE CHAULIAC. — Chirurgia Guillielmi de Saliceto, in Ars Chirurgica Guidonis Cauliaci (Venetiis, 1546, p. 308).

HARTMAN (de Berlin). — Ueber empyem der Oberkieferhoehle (de l'empyème du sinus maxillaire) (Rev. laryng. rhin. otol. Moure, 1ᵉʳ juillet 1889).

HARTMAN. — Ueber polypenschnurer und ihren Anwendung im Ohre, in der Nase und in nasenrachenraume (Deutsche med. Wochenschrift. Berlin, 1877, III, 305).

HOPMANN. — Polypes du nez. Etude histologique et clintque (Monatschrift für Ohrenheilkunde) (6-1886).

— Nasenpolypen imalter ünter 16 lahren (polypes du nez au-dessous de 16 ans) (Berlin Klin. Wochenchs, 1892, nᵒ 32).

— Que faut-il entendre par polypes du nez? (Monatschrift für Ohrenheilkunde. Juin. Juillet 1887).

JACCOUD. — Nouveau dictionnaire de médecine et de chirurgie pratiques.

HAUFMAN. — Sur une forme typique de polype muqueux de la paroi externe du nez (Monatschrift fur Ohrenheilkunde, 1860).

KEMPP. BATTLE. — Méthode ingénieuse pour enlever les
polypes du nez (N.-Y. Med. Rec., 1er oct. 1887).

KIESSELBACH. — Contenu muqueux des polypes du nez
(Monatschrift für Ohrenheilkunde, déc. 1888).

KUENEMAN. — Considérations sur les polypes muqueux des
fosses nasales (Thèse Paris, 1874).

LABIT. — Sur un cas de polype kystique des fosses nasales
(Ann. de la polyclinique de Bordeaux, janv. 1890).

LANGE (de Copenhague). — Opération des polypes des choanes (Deutsche med. Woch., 1887; in Journ. of laryng.
by M. Mackenzie, n° 6, 1887).

LANGE. — De l'opération des polypes situés dans l'arrière
cavité des fosses nasales (LXIe congrès des nat. et
méd. allemands. Section de laryng. Cologne, 1838).

LEBERT. — Traité d'anat. pat. Paris, 1857.

LE DENTU. — Des pseudo-polypes des fosses nasales (Etudes
de Clinique chirurgicale, 1890-91).

LÉMERÉ. — Sur les accidents consécutifs à l'arrachement des
polypes des fosses nasales. Thèse Paris, 1877.

LERMOYEZ. — Rhinologie, otologie et laryngologie à Vienne,
1894.

LISFRANC. — Consid. sur les polypes des fosses nasales
(Gazette des hôpitaux, 1845).

LUC. — Faits cliniques relatifs aux polypes muqueux des fosses nasales (Union médicale, 12 fév. 1887).

LUC. — Des abcès des sinus maxillaires d'après les travaux
récents publiés sur la question (Revue laryng. Moure,
1er déc. 1889).

MATHIEU. — Polypes muqueux des arrière-narines. Th. de
Paris, 1875.

MOLDENHAUER. — Maladies des fosses nasales, des sinus et
du phar. nasal (Traduit par le Dr Potiquet).

MORELL-MACKENZIE. — Maladies du nez (Traduit par Moure).

MOURE. — Revue de laryng. rhin. et otol. (Années 1888-94).

POLO. — Polype muqueux kystique de la fosse nasale droite (Gaz. méd. de Nantes, 12 juin 1890).

TERRILLON. — Traitement des polypes muqueux des fosses nasales, in Bull. général de chirurgie. T. 37, p. 333, 1874.

TILLAUX. — Traité de chirurgie clinique.

VERNEUIL. — Traitement des polypes du nez (Archives de l'Acad. royale de chirurgie, 1860).

VIRCHOW. — Pathologie des tumeurs. Traduit par Aronssohn Paris, 1867, T. I, p. 104, T. II, p. 41.

VOLTOLINI. — Die Auwendung der Galvanocaustik, p. 243.

WALKER. — Downie Specimens of unusually large nasal polipi and described the methods used in their treatement (58° congrès annuel tenu à Birmingham (Juillet 1890).

WAGNIER. — Traitement des polypes du pharynx nasal (Bulletins et mémoires de la Société française d'otologie, de laryng. et rhinologie, 1894).

ZUCKERKANDL. — Normale und pathol. anatomie der Nasenhohle. Wien. 1882, p. 64 et suiv.

H. JOUVE, Imp. de la Faculté de médecine, 15, rue Racine, Paris.

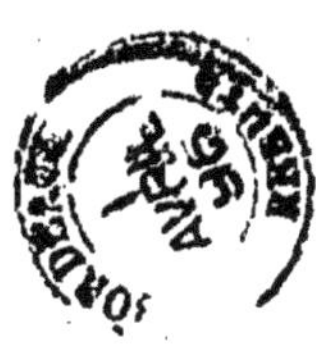

H. JOUVE, Imprimeur de la Faculté de médecine, 15, rue Racine, Paris

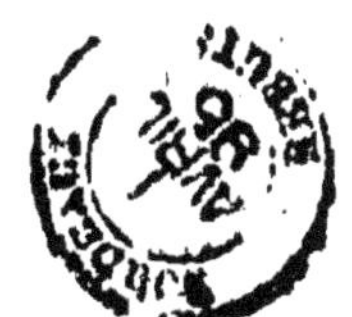

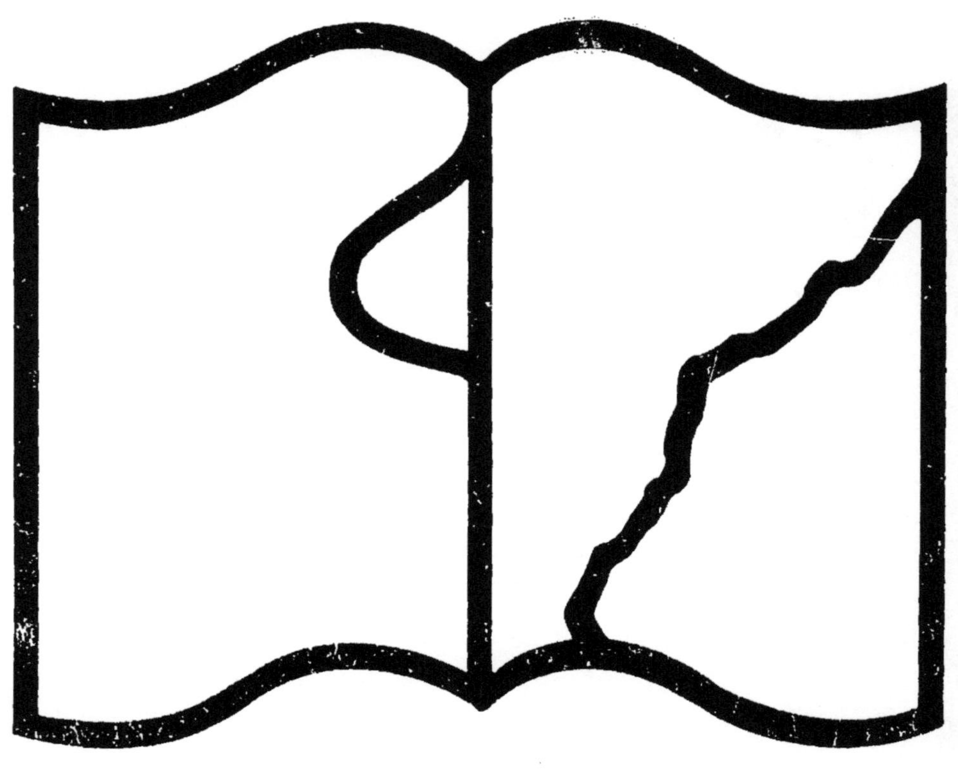

Texte détérioré — reliure défectueuse

NF Z 43-120-11

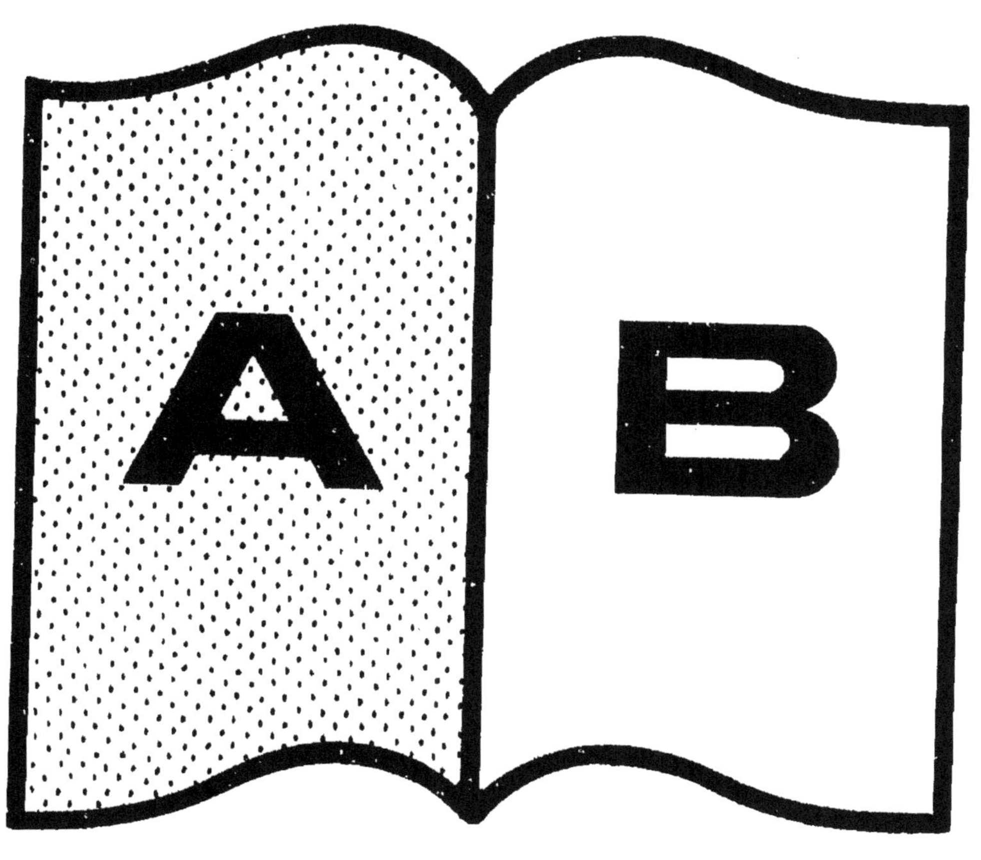

Contraste insuffisant

NF Z 43-120-14

9 782016 129487